SERVICE DE SANTÉ EN CAMPAGNE

LE FONCTIONNEMENT DES FORMATIONS SANITAIRES

CONFÉRENCES

AUX

MÉDECINS DE RÉSERVE ET DE L'ARMÉE TERRITORIALE

PAR

Le Dr Charles BILLET

Médecin principal de 2e classe

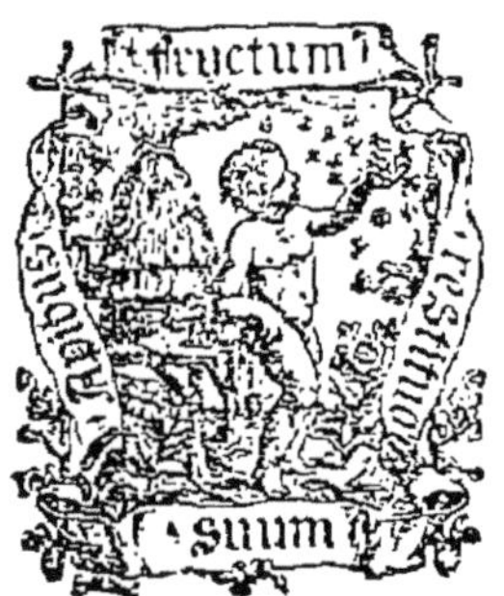

PARIS

SOCIÉTÉ D'ÉDITIONS SCIENTIFIQUES

PLACE DE L'ÉCOLE DE MÉDECINE

4, RUE ANTOINE-DUBOIS, 4

1896

SERVICE DE SANTÉ EN CAMPAGNE

LE FONCTIONNEMENT
DES
FORMATIONS SANITAIRES

A LA MÊME SOCIÉTÉ D'ÉDITIONS

Châteauroux. — Imp. et Stéréot. A. MAJESTÉ et L. BOUCHARDEAU.

SERVICE DE SANTÉ EN CAMPAGNE

LE FONCTIONNEMENT DES FORMATIONS SANITAIRES

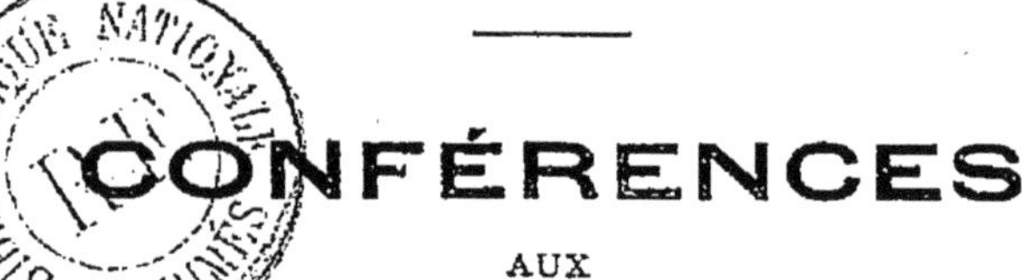

CONFÉRENCES

AUX

MÉDECINS DE RÉSERVE ET DE L'ARMÉE TERRITORIALE

PAR

Le Dr Charles BILLET
Médecin principal de 2e classe

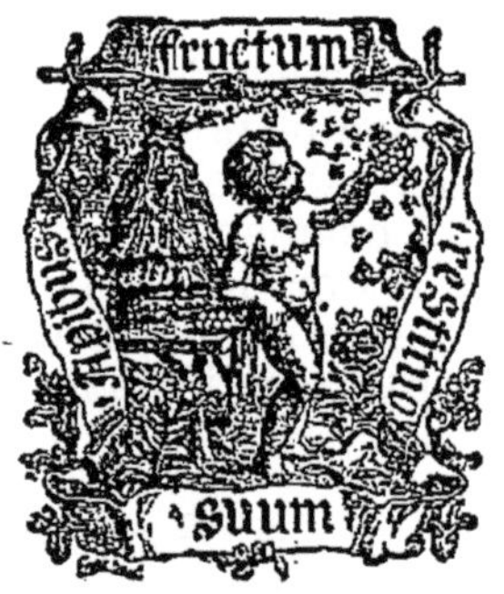

PARIS
SOCIÉTÉ D'ÉDITIONS SCIENTIFIQUES
PLACE DE L'ÉCOLE DE MÉDECINE
4, RUE ANTOINE-DUBOIS, 4

1896

SERVICE DE SANTÉ EN CAMPAGNE

LE FONCTIONNEMENT DES FORMATIONS SANITAIRES

INTRODUCTION

Pendant les années 1892, 1893 et 1894, j'ai été chargé de faire des conférences sur le service de santé aux médecins de réserve et de l'armée territoriale convoqués pour des périodes d'instruction et de diriger sur le terrain des manœuvres ceux qui sont venus bénévolement assister aux exercices spéciaux de Guyancourt-Versailles (1892) et de Pantin (1893).

A la fin de chacune de ces périodes et de ces exercices, un grand nombre de nos collègues sont venus me trouver et me tenir à peu près le même langage : « Votre enseignement nous a été bien utile en nous montrant combien le service de santé diffère de la pratique pure et simple de la médecine, en nous prouvant que nous ignorions à peu près complètement notre métier de médecins d'armée. Vous nous avez ouvert des horizons tout nouveaux et certainement, si nous avions pu retenir tout ce que vous nous avez dit dans vos conférences ou vos conversations, nous commencerions peut-être à pouvoir nous tirer d'affaire.

« Mais quel est l'étudiant, même le plus intelligent et le plus désireux de s'instruire, qui peut se flatter de connaître son anatomie ou sa pathologie après en avoir suivi les cours ? Et ne sommes-nous pas des étudiants qui sommes venus suivre un cours de médecine militaire ? Les idées les plus nettes, celles qui paraissent tout d'abord les mieux comprises, ne tardent pas à s'effacer si, après l'enseignement du professeur, on n'a pas recours aux livres traitant de la matière. Et si les étudiants trouvent aisément des traités d'anatomie et de pathologie, nous ne trouvons nulle part un livre qui nous enseigne, comme vous l'avez fait dans vos conférences, le fonctionnement si délicat, si difficile, si compliqué des formations sanitaires. Il y a bien le règlement que nous possédons tous, — mais c'est un ouvrage concis, et nous serions fort en peine d'y trouver ces notions de détail si complexes que vous nous avez données à propos de chaque formation. Il y a d'autres ouvrages encore, mais qui semblent plutôt destinés, par l'ensemble des sujets qu'ils embrassent, à aider dans la préparation d'un examen qu'à nous guider dans nos fonctions quand nous serons attachés à un hôpital de campagne, à une ambulance ou à un régiment.

« La vérité est qu'en publiant vos conférences, vous rendriez le plus grand service à tous nos collègues de la réserve et de l'armée territoriale, en leur permettant de s'instruire, et aussi à vos collègues de l'armée active en contribuant sérieusement à l'instruction des médecins qui doivent se joindre à eux au grand jour de la mobilisation.

« Le service de santé de l'armée en retirerait profit, et avec lui les blessés, qui ne courraient pas risque d'attendre indéfiniment des secours, d'être mal nourris, d'être tardivement transportés, par suite de la direction insuffisante ou incapable d'une formation sanitaire par un médecin de réserve ou territorial ignorant ou ayant mal retenu le fonctionnement du service de santé en campagne. »

Ces observations, fréquemment répétées, venant de médecins sérieux, dont plusieurs même occupent, soit dans la ville, soit dans la Faculté et les hôpitaux de Paris, une haute situation, n'hésitant pas à reconnaître leur insuffisance comme médecins militaires et à crier bien haut qu'il ne suffit pas d'être un chirurgien distingué ou un médecin remarquable pour être chef d'ambulance ou d'hôpital de campagne, m'ont vivement frappé.

J'ai promis de me mettre au travail : je tiens parole. Je n'ai nullement la prétention de faire un traité ex professo, je ne puis non plus traiter toutes les questions relatives à la profession militaire qu'il faut pourtant connaître, recrutement, état des officiers, hiérarchie et discipline générale, solde, retraite, etc., etc., que l'on trouvera condensées dans d'autres ouvrages [1] ; mon rôle se bornera à développer le fonctionnement du service de santé en campagne. Je me contenterai de reproduire mes conférences, presque des conversations, qui m'ont paru intéresser mes auditeurs d'autrefois, et je serai pleinement satisfait si je puis leur être utile et servir en même temps la cause du service de santé militaire auquel je suis profondément dévoué.

1. Petit et Collin, *Guide des étudiants et des médecins de réserve et de l'armée territoriale.*

CONSEILS PRÉLIMINAIRES

Lorsque la guerre sera déclarée, vous en serez avertis par des affiches qui seront apposées dans toutes les communes et qui vous indiqueront le premier jour de la mobilisation.

ORDRE DE MOBILISATION

Aussitôt, vous devrez vous reporter à l'ordre de service que vous avez tous entre les mains — et si vous ne le connaissez déjà par cœur, vous lirez cette feuille rose en tête de laquelle vous trouvez le mot : « Confidentiel ».

Vous vous êtes peut-être demandé déjà le motif de cette recommandation : l'affectation d'un aide-major ou d'un médecin-major au 3e régiment d'infanterie ou à l'ambulance de la 4e division, son arrivée à destination au troisième jour de la mobilisation, ne vous ont pas paru constituer un secret dont la divulgation puisse être bien dangereuse. C'est peut-être vrai quand il s'agit d'une affectation à un corps ou à une formation sanitaire connus. Mais plusieurs d'entre vous ont pu constater sur leur ordre de mobilisation qu'ils sont attachés à un bataillon de chasseurs ou à l'ambulance d'une division d'infanterie, ou à un hôpital de campagne d'un corps d'armée dont ils chercheraient en vain le numéro dans l'*Annuaire*. Il en est, je le sais, qui ont cru à une erreur. C'est qu'en effet, il existera, en cas de guerre, des corps de troupe, des divisions, des corps d'armée nouveaux, et qu'il est absolument inutile que vous laissiez connaître, par un manque d'attention, l'existence, le lieu et le moment de formation de ces unités nouvelles. C'est pour cette raison que vous avez pour strict devoir de placer en lieu sûr votre lettre de service et de ne pas la laisser errer sur la table de votre cabinet de consultation, à la merci des regards indiscrets et intéressés...

En continuant votre lecture, vous verrez que vous êtes attaché à tel corps ou à telle formation sanitaire et que vous devez être rendu à tel endroit le $n^{ième}$ jour de la mobilisation. Les affiches vous indiquent quel est le premier jour ; le calcul est simple pour savoir à quel moment vous devez arriver. Je vous conseillerai d'arriver le plus tôt possible ce jour-là, mais vous avez comme limite la dernière heure, c'est-à-dire : minuit. Et à propos de cette heure de minuit, rappelez-vous bien qu'en mobilisation le jour commence à minuit une minute pour se terminer à minuit. Autrement dit entre le 3 mars, minuit 1′, et le 3 mars minuit, il n'y a pas, comme on pourrait le croire, une minute de différence, mais bien 23 h. 59′ ; si bien que si, par hasard, vous étiez désigné pour être médecin-chef d'un hôpital militaire de l'intérieur, et que vous trouviez dans le journal de mobilisation qui vous sera remis par votre prédécesseur, que vous devez mettre en route un détachement d'infirmiers pour une destination quelconque, par un train partant à minuit 1′ le cinquième jour de la mobilisation et un autre détachement pour une autre destination le même cinquième jour à minuit, vous devrez vous garder de faire partir vos deux détachements la même nuit; le premier doit partir, au contraire, dans la nuit du quatrième au cinquième jour, l'autre, dans la nuit du cinquième au sixième. C'est bien simple, il ne s'agit que de s'entendre.

Votre ordre de mobilisation, qui doit vous servir de feuille de route, sert aussi (la 2e page) de feuille de route pour votre cheval, que vous avez le droit d'emmener si vous êtes affecté à une position montée, c'est-à-dire à un corps de troupe, tous les grades, — ou comme médecin-chef à une formation sanitaire, ambulance ou hôpital.

BAGAGES ET CANTINES

Vons devez vous mettre en route en tenue, avec armes et bagages. J'ose espérer que vous n'attendrez pas l'heure du départ pour vous munir de tout ce qui vous est nécessaire. Si vous devez arriver dans les trois ou quatre premiers jours de la mobilisation, évidemment vous n'en auriez matériellement pas le temps, mais si même vous ne devez rejoindre que plus tard, septième, huitième ou dixième jour, rappelez-vous qu'à cette époque agitée, la vie sociale sera suspendue, et que vous courez grand risque de ne plus trouver ni tailleur, ni bottier, ni marchand d'aucune espèce : les uns seront partis comme réservistes ou territoriaux ; ceux qui resteront seront surchargés de besogne et ne pourront satisfaire à toutes les demandes.

Prenez donc vos précautions d'avance et procurez-vous le nécessaire, c'est à-dire le vêtement et l'équipement. Vous connaissez tous en quoi cela consiste :

1 képi.
1 vareuse.
1 culotte ou pantalon.
1 paire de bottes ou de brodequins.
1 manteau avec collet, en drap ou caoutchouc.
1 sabre, 1 revolver avec étui.
1 giberne avec trousse.
1 paire de gants en peau de chien rouge brun.
1 paire de jumelles.
1 étui porte-cartes pour les médecins-chefs des formations sanitaires.

Si vous êtes monté, vous ferez bien d'emporter votre selle ; si vous n'en aviez pas, on vous en donnerait une à votre arrivée. Mais je vous préviens que ce serait une selle de troupe d'artillerie, manquant un peu de confort.

Je vous engage aussi à vous munir d'avance de votre caisse à bagages, non qu'on vous en laisserait manquer, on vous en fournirait une contre remboursement ; mais alors que ferez-vous de la malle chargée de vos effets ? Elle aurait bien des chances d'être perdue. Vous courez encore un autre risque, c'est d'apporter trop de choses pour une cantine qui n'est pas bien grande ; le volume et le poids en sont déterminés :

C'est $0^{m}670$ sur $0^{m}325$ et $0^{m}250$.

Poids : 14 kilogs, caisse comprise.

Les officiers subalternes ont droit à une cantine, mais celle des capitaines ou assimilés peut avoir une surcharge de 9 kilogs. Les médecins-majors de 1re classe ont deux cantines ; les principaux, trois.

Pour vous éviter des efforts de mémoire pénibles

au moment de la mobilisation, époque à laquelle vous aurez probablement bien des sujets de préoccupation, vous pourriez inscrire dans un coin de votre agenda les objets que vous devez emporter ou mettre dans votre cantine :

1 pantalon de rechange.
1 vareuse.
1 paire de chaussures.
4 paires de chaussettes.
2 caleçons.
3 chemises de flanelle.
4 mouchoirs.
3 serviettes.
1 képi.
1 ceinture de flanelle.
Vos objets de toilette.
1 couverture sur la cantine.

Ajoutez à cette liste : 1 paire d'espadrilles, 1 chemise, 1 paire de chaussettes, 1 mouchoir, que vous mettrez dans vos sacoches, ou dans votre sac portatif pour pouvoir changer en l'absence de votre caisse à bagages, ainsi que tous les vêtements et autres objets qui constituent votre tenue et votre équipement, sans oublier votre règlement.

Ce memento vous rendra service. Vous serez au moins sûr de n'avoir pas, au moment critique, à mettre votre esprit à la torture et de ne rien oublier.

DÉLÉGATION DE LA SOLDE

Voilà donc votre cantine faite, vous êtes armé de pied en cap ; — vous pouvez vous mettre en route. Pourtant si vous laissez quelqu'un derrière vous, dont vous ayez la charge, ne perdez pas de vue que le règlement permet aux officiers de déléguer en faveur de leur femme, de leurs ascendants ou descendants, jusqu'à concurrence de la moitié de leur solde, et seulement le quart lorsqu'il s'agit d'autres parents ou d'un étranger. Ces délégations sont reçues dès le temps de paix par les sous-intendants militaires, elles peuvent encore être reçues dans le cours de la campagne.

VISITES A L'ARRIVÉE AU RASSEMBLEMENT

Arrivons maintenant à destination.

Dès en descendant du train, vous vous rendrez au bureau de la place, dont vous trouverez l'emplacement affiché à la gare. Vous y ferez inscrire votre arrivée, et vous demanderez où se trouve le corps ou la formation sanitaire dont vous faites partie.

Appartenez-vous à un corps de troupe ?

Vous devez faire, sans tarder, une visite à votre chef de service, à votre chef de corps, à votre général, au directeur du service de santé, s'il est dans la place ; vous ferez bien également de vous présenter au chef du bataillon auquel vous êtes attaché.

Si vous appartenez à une formation sanitaire, vous verrez votre médecin-chef ainsi que le directeur du service de santé et le général sous les ordres duquel vous êtes placé, votre médecin divisionnaire, si vous faites partie d'une ambulance d'infanterie.

Votre chef de service vous fournira les renseignements qui vous sont nécessaires, vous fera délivrer votre billet de logement ; on vous désignera votre ordonnance, on vous indiquera où votre cheval doit être logé si vous en amenez un, ou au contraire où vous devez vous adresser pour choisir votre monture si vous y avez droit ; on vous donnera les indications nécessaires pour toucher votre indemnité d'entrée en campagne.

On vous dira également à quel groupe vous êtes attaché pour prendre vos repas, car vous savez qu'en campagne vous n'avez pas à vous préoccuper de votre subsistance ; chaque groupe, état-major, bataillon ou compagnie, formation sanitaire, a sa cantine à vivres et reçoit, sur bons, les vivres de campagne.

C'est tout, si vous avez un emploi en sous-ordre, et vous n'avez plus qu'à faire plus ample connaissance avec vos collègues et vos camarades. Si vous êtes chef de service, c'est plus complexe.

Dans un corps de troupe, les visites seront les mêmes, mais vous avez à recevoir le personnel sous vos ordres, à visiter le matériel affecté au poste de secours régimentaire, à voir vos infirmiers, vos brancardiers, dont vous allez compléter l'instruction par des exercices répétés que le colonel prescrira sur votre demande.

Bon nombre de vos infirmiers ou brancardiers seront novices ou auront en partie oublié leur service, et vous n'aurez pas de temps à perdre avant le départ et même pendant les journées qui précéderont les premières batailles.

Vous vous aiderez pour cette instruction du *Manuel du brancardier*.

DEVOIRS DU MÉDECIN-CHEF D'UNE FORMATION SANITAIRE AU LIEU DE RASSEMBLEMENT

Plus complexe encore est la besogne du médecin chef de formation sanitaire et surtout d'ambulance.

Toujours mêmes visites auxquelles vous ajouterez

celle du chef d'état-major de votre division ou de votre corps d'armée, avec lequel vous aurez de fréquents rapports ; mais la constitution de la formation en personnel et en matériel vous occupera davantage. Le médecin-chef a, en effet, à recevoir, au fur et à mesure de leur arrivée, les médecins, pharmaciens, officiers d'administration, aumônier sous ses ordres.

Il devra voir le matériel de la formation que l'officier d'administration gestionnaire doit prendre en charge. Il s'assurera que ce matériel est au complet ou donnera les ordres pour qu'il soit complété. Il y a en effet certains objets, certaines denrées qui ne sont achetés qu'au moment de la mobilisation, et vous seriez probablement très embarrassés si vous n'aviez pas, dès votre arrivée, quelque document qui vous donne les renseignements nécessaires.

Il en serait de même si, au lieu de faire partie d'une formation sanitaire faisant campagne, vous étiez désigné pour être médecin-chef d'un hôpital de l'intérieur en remplacement d'un médecin de l'armée active. Il ne faut pas compter, en effet, sur une remise de service, sur des conseils qui pourraient vous être donnés par votre prédécesseur, lequel sera le plus ordinairement parti avant votre arrivée, ou en tout cas n'attendra que vous pour se mettre en route.

JOURNAL DE MOBILISATION

Qui vous dirait alors comment vous devriez vous y prendre pour mettre en mouvement les infirmiers qui doivent rejoindre leur section ? qui vous dirait les différentes mesures à prendre ? Tout a été prévu. Dans tout hôpital, dans toute formation sanitaire, on vous remettra, dès votre arrivée, un journal de mobilisation, espèce de memento, dans lequel vous trouverez, tout d'abord, la constitution en personnel, en matériel de votre hôpital ou de votre formation, le rôle que cet hôpital ou cette formation doivent remplir, et, ce qui est le plus important, le détail, jour par jour, pendant la période dite de mobilisation, de tout ce que vous aurez à faire. Vous n'aurez qu'à exécuter servilement.

Dans un hôpital de l'intérieur, c'est un officier ou un sous-officier encore présent qui vous remettra ce document. Dans une formation, ce sera l'officier d'administration gestionnaire du temps de paix.

Pour vous faire mieux comprendre ce journal de mobilisation, je vais vous en donner *grosso modo* la contexture.

JOURNAL DE MOBILISATION

Hôpital militaire de...

L'hôpital de... contient 200 places, mais il n'a que le matériel nécessaire au traitement de 100 malades ou blessés ; la compagnie des lits militaires fournira, en cas de besoin, le supplément de lits et objets de couchage.

L'approvisionnement en médicaments et objets de pansement est suffisant pour 200 blessés pendant deux mois au moins. On pourra trouver le supplément nécessaire en cas d'urgence chez les pharmaciens de la ville et en particulier chez M. X..., pharmacien, rue..., n°..., et M. G., rue..., n°..., fournisseurs de l'hôpital.

Personnel du temps de paix :

1 médecin-major de 1re classe, médecin-chef,

1 médecin-major de 2ᵉ classe.

1 pharmacien-major de 2ᵉ classe.

1 officier d'administration de 2ᵉ classe, gestionnaire.

1 adjudant élève.

30 infirmiers dont 2 sergents et 4 caporaux.

Au moment de la mobilisation tout le personnel de l'armée active quitte l'hôpital et est remplacé par un médecin-major de 1ʳᵉ classe de l'armée territoriale (dont on ajoute le nom et l'adresse au crayon pour pouvoir l'effacer en cas de mutation; ce n'est qu'au moment de la mobilisation que, la désignation étant définitive, on peut le porter à l'encre) ; de même pour les autres officiers.

1 médecin-major de 2ᵉ classe de l'armée territoriale.

1 pharmacien-major de 2ᵉ classe de l'armée territoriale.

1 officier d'administration de 1ʳᵉ classe, gestionnaire, de l'armée territoriale.

1 officier d'administration adjoint de 2ᵉ classe, de l'armée territoriale.

40 infirmiers provenant des services auxiliaires.

La société de secours aux blessés fournit trois hôpitaux auxiliaires dans les locaux suivants :

Place de l'Église, n°.	70	places.
Collège communal, . . . rue. . . .	120	—
École des Frères, . . . rue.	150	—

Et une infirmerie de gare de 10 lits.

La société fournit le personnel et le matériel nécessaires à ces formations, dont les médecins-chefs sont MM. A..., rue.., n°...; B..., rue..., n°...; C..., rue..., n°...

Le médecin-chef du temps de guerre trouvera sur

le deuxième rayon de l'armoire aux instruments de chirurgie, une boîte contenant quatre tubes de vaccin en poudre, pour vacciner des génisses. La clé de cette armoire est entre les mains du sergent-concierge.

Il y trouvera également les registres du médecin-chef.

Mobilisation.

1er *jour.* — Faire toucher à l'intendance l'indemnité d'entrée en campagne de tout le personnel.

Faire prévenir le chef de gare que le médecin-chef prendra demain le train de 4 h. 30 et qu'il emmènera son cheval par ce train.

Remettre l'ordre de mobilisation, après y avoir inscrit les noms, à l'officier d'administration gestionnaire et au pharmacien-major qui partent demain.

2e *jour.* — Le médecin-chef part à 4 h. 30 pour X..., où il prendra la direction de l'hôpital d'évacuation du n[me] corps d'armée.

Le pharmacien-major prend le même train, même destination : hôpital de campagne n° 2 du n[me] corps d'armée.

L'officier d'administration part à 5 h. 35 du soir pour Y..., où il prend la gestion de l'ambulance de la 24e division d'infanterie.

Faire prendre à la mairie les billets de logement du médecin-chef, du pharmacien et de l'officier gestionnaire du temps de guerre.

3e *jour.* — Demander au commandant d'armes l'ordre de mouvement pour 1 sergent, 2 caporaux, 12 infirmiers qui partent demain pour rejoindre la section à X...

Arrivée du médecin-chef du temps de guerre, du

pharmacien-major de 2e classe et de l'officier d'administration gestionnaire.

4e *jour.* — Départ du premier détachement d'infirmiers par le train n° 120, partant à 8 heures du matin.

Le détachement quittera l'hôpital à 6 h. 50, passera par telle et telle rues et arrivera sur le quai à 7 h. 20.

Faire prendre à la mairie les billets de logement du médecin-major de 2e classe et de l'officier d'administration adjoint qui arriveront demain.

Préparer l'installation de 20 infirmiers du service auxiliaire qui seront envoyés par le bureau de recrutement.

Remettre au médecin-major de 2e classe de l'armée active et à l'adjudant d'administration leur ordre de mobilisation après avoir inscrit leur nom.

5e *jour.* — Etc., etc.

Si je prends le *Journal de mobilisation d'une formation sanitaire,* nous y trouverons des indications tout aussi précises sur la constitution de la formation en personnel, en matériel; nous y verrons, au jour le jour, inscrit tout ce que le médecin-chef a à faire ou à prescrire, les jours d'arrivée des officiers, des hommes de troupe, l'indication de faire prendre d'avance les billets de logement, le lieu de casernement des hommes, les achats à faire en dehors des approvisionnements déjà préparés; ce sont des objets qu'on peut toujours trouver sur place et qu'il serait inutile ou impossible d'avoir d'avance, comme du beurre, de l'huile, de l'eau-de-vie, etc. Toutes ces indications sont portées au *verso* du cahier; sur le *recto* correspondant on inscrit, au fur et à mesure, les modifications qui viennent à se produire.

Vous le voyez, tout est prévu, et quand vous prendrez la direction d'un hôpital de l'intérieur, d'une formation sanitaire, ou d'une infirmerie régimentaire, vous trouverez des indications bien nettes, bien précises sur tout ce que vous avez à faire pendant la période de mobilisation.

Le journal s'arrête le vingtième jour pour les hôpitaux de l'intérieur et au jour du départ pour les formations qui partent.

Ce n'est pas tout encore. Dans les formations sanitaires comme dans les régiments, plus même que dans les régiments, vous aurez à voir vos infirmiers, vos brancardiers, à compléter, peut-être même à faire leur instruction à l'aide du *Manuel de l'Infirmier militaire.*

Quand vous aurez reçu tout votre personnel, tout votre matériel, vous en informerez votre directeur, ou, s'il n'est pas dans la place, le général sous les ordres duquel vous êtes placé.

La constitution de la formation dont vous êtes le médecin-chef sera mise à l'ordre, au rapport du jour, et à partir de ce moment vous êtes le chef, et le chef responsable.

ATTRIBUTIONS ET DEVOIRS DU MÉDECIN MILITAIRE EN GÉNÉRAL

Il n'y a plus qu'à se mettre en route. Là, le journal de mobilisation est clos ; vous allez dès maintenant recevoir des ordres, les exécuter et en donner. Certes, au point de vue matériel, vous êtes prêts ; mais l'êtes-vous autant à un autre point de vue, celui des fonctions nouvelles qui vous incombent ?

Je voudrais me tromper, mais j'ai des raisons d'en douter. Je sais, en effet, que bon nombre d'entre vous s'imaginent qu'ils seront toujours encadrés par des médecins de l'armée active, qu'ils n'auront, par conséquent, en matière de règlements, qu'à exécuter des ordres, et qu'en fait de service, ils n'auront qu'à faire œuvre de médecins ou de chirurgiens comme dans la vie civile ; que, tout au plus, il leur faudra se mettre au courant de la pratique journalière des hôpitaux et des infirmeries et apprendre à connaître le matériel spécial des formations sanitaires.

C'est là une grosse erreur que je veux déraciner sans perdre un instant. Il vous suffit de constater combien notre cadre est restreint pour vous rendre compte que les médecins de réserve et de l'armée territoriale seront forcément chefs de service dans tous les corps de troupe et dans toutes les formations de l'armée de seconde ligne, et même dans un certain nombre de formations de l'armée active. Tous les médecins-majors doivent donc se tenir prêts à remplir ces fonctions et même un certain nombre d'aides-majors seront chefs de service dans les trains sanitaires, où ils auront, pendant des trajets qui pourront durer plusieurs jours et se répéter souvent, à se mettre en rapport avec les autorités militaires sur le parcours du train, et où ils auront, au point de vue disciplinaire comme au point de vue technique, autorité sur le personnel militaire de ce train, pharmaciens, officiers d'administration, infirmiers et blessés.

Or, il ne faudrait pas croire qu'il suffise pour faire d'un médecin civil, si instruit qu'il soit, un médecin militaire, de lui donner un uniforme et de lui inculquer quelques principes d'une discipline à laquelle il n'est rien moins qu'habitué. Le médecin militaire n'est pas, en effet, seulement médecin ou chirurgien ; il lui faut être hygiéniste et être toujours prêt à donner, en cette matière, des conseils qui lui sont demandés par les chefs de corps et les généraux ; il doit être expert auprès des conseils de révision et des commissions de réforme et capable de donner un avis ferme quand il s'agit de régler la situation d'un militaire devenu incapable de servir.

Il lui faut être encore chef militaire, administrateur, voire même organisateur, quand il s'agit d'installer, de créer des hôpitaux, des sanatoria.

Enfin, ce n'est pas un praticien dans la simple acception du terme ; il ne fait pas seulement de la médecine et de la chirurgie au point de vue humanitaire, mais encore au point de vue de la conservation des effectifs qu'il doit s'efforcer de maintenir ou de ramener le plus rapidement possible à leur maximum, sous peine de nuire à l'intérêt général de l'armée.

Il n'est pas, Messieurs, jusqu'au personnel qu'il est chargé de traiter, qui ne diffère de votre clientèle habituelle, tout d'abord parce que les soldats, éloignés de leur famille, ont plus de droit à toute notre sollicitude ; en effet, ne choisissant pas leur médecin, ils ont droit d'attendre de celui qui leur est imposé le savoir et le dévoûment.

Mais il y a une autre différence entre le malade militaire et le client civil. Quand un malade vous demande, il sait qu'il paiera le prix de votre consultation, qu'il paiera le prix des médicaments au pharmacien, et si vous lui imposez un ou plusieurs jours de repos, ce n'est pas un avantage que vous lui faites, au moins dans la plupart des cas.

Le militaire qui se fait porter malade ne paie pas de médecin, ne paie pas de pharmacien, et les exemptions de service sont toujours bonnes à prendre, surtout quand elles dispensent d'un travail pénible. D'où une grande tentation à laquelle plus d'un ne résiste pas.

L'inconvénient ne serait pas très grave d'accorder quelques exemptions mal justifiées, mais l'exemple est dangereux, et de plus il peut y avoir injustice à faire faire par un soldat courageux une corvée, quelquefois pénible, pour le compte de son voisin qui a réussi à s'en faire dispenser sans y avoir un droit réel.

C'est pour cette raison que je vous disais que nous devons veiller soigneusement à maintenir les effectifs à leur maximum possible. En guerre surtout, c'est un devoir strict. Cela n'exclut nullement les sentiments d'humanité qui sont parfaitement compatibles avec la fermeté et le sentiment du devoir.

Cette habitude de la troupe, vous ne l'acquerrez qu'à l'usage et avec le temps, je ne vous en parle que pour mémoire.

Mais ce que vous devez acquérir d'avance sans attendre que les événements vous pressent, c'est la connaissance de vos règlements. Quelle serait votre situation si vous preniez demain, dans huit jours, n'importe quand, sans être préparé, la direction d'une formation sanitaire ? Vous seriez à la merci d'un inférieur qui vous dicterait votre devoir, et si vos inférieurs immédiats, médecins ou officiers d'administration de la réserve ou de l'armée territoriale, ont été imprévoyants comme vous, cet inférieur, qui va vous octroyer ses conseils, sera un sous-officier, un infirmier peut-être, qui aura conservé de son passage dans les hôpitaux quelques notions du service.

Je ne veux pas insister.

Vous entendez bien que je n'ai pas la prétention de croire que vous pourrez étudier à fond et posséder parfaitement tous vos règlements. Mais tout au moins devez-vous en avoir une teinte suffisante pour vous permettre de savoir où diriger vos recherches quand une question vous sera soumise et qu'il vous faudra la résoudre.

Il faut que vous sachiez quels sont vos devoirs et vos droits comme militaires, comme officiers, comme médecins, chefs de service ou en sous-ordre, dans les régiments ou dans les formations sanitaires. Vous devez toujours avoir présente à l'esprit l'idée que la mobilisation peut éclater du jour au lendemain, et agir, ou plutôt étudier en conséquence.

Je voudrais dans ces conférences vous inspirer quelque intérêt pour la lecture de ces règlements, qui semblent vous effrayer parce que vous ne les connaissez pas. Je suis convaincu qu'à vos moments perdus vous lisez bien des élucubrations plus ennuyeuses et plus inutiles.

GÉNÉRALITÉS SUR LE SERVICE DE SANTÉ EN CAMPAGNE

BUT DU SERVICE

Le service de santé en campagne a pour but le maintien dans le rang du maximum d'effectif possible, et, pour moyen, la guérison rapide du plus grand nombre de blessés et de malades.

Son rôle ne se borne pas simplement, comme autrefois, au traitement des blessés ou malades dans les ambulances et les hôpitaux : il est plus complexe, puisqu'aujourd'hui nous prenons charge du blessé dès qu'il tombe, du malade dès qu'il est impropre au service actif, jusqu'au moment où ils quittent les formations sanitaires ; nous sommes chargés du relèvement sur le champ de bataille, de la vie matérielle, des évacuations, tout aussi bien que de l'hygiène, du traitement, des opérations et des pansements.

Le règlement sur notre service a pour objet :

1° La prévision, la préparation et l'exécution des mesures d'hygiène indispensables à la santé des troupes, notamment en ce qui concerne l'éclosion des maladies et leur extension dans l'armée ou vers le territoire.

Vous vous rappelez la dissémination de la variole en 1871 sur le territoire français, et, en remontant plus haut, la diffusion du choléra, du typhus et du scorbut dans l'armée d'Orient ; plus près de nous, le choléra au Tonkin, les fièvres du Dahomey, du Soudan et de Madagascar.

Les mesures à prendre en temps de paix contre le choléra ou le typhus sont nulles à la vérité, mais vous savez quelles précautions nous prenons contre la variole, en vaccinant et en revaccinant tous les jeunes soldats, les réservistes et les territoriaux à leur arrivée, ou à leur retour dans l'armée. Des mesures sont également prises pour opérer des revaccinations sur tous les hommes des services auxiliaires au moment de la mobilisation. Des étuves à vapeur suivront tous les corps d'armée et serviront à désinfecter, en temps opportun, les vêtements, les effets de couchage contaminés, les tentes habitées par les contagieux, tandis que la paille de couchage sera brûlée.

Des hôpitaux spéciaux, munis d'un pavillon jaune, seront réservés au traitement des maladies contagieuses.

Des ordres sont donnés pour que le sulfate de quinine, employé à titre préventif, préserve, dans la mesure du possible, les troupes exposées aux maladies palustres. Vous trouverez aussi, dans le règlement, une note relative à l'inhumation des morts et à l'assainissement du champ de bataille.

2° Les soins d'urgence à donner en marche, en station, sur le champ de bataille, aux blessés intransportables ou aux blessés transportables avant leur évacuation sur l'arrière (postes de secours régimentaires, ambulances, hôpitaux de campagne, hôpitaux auxiliaires).

3° Le triage méthodique des malades et blessés, et l'évacuation rapide sur l'arrière ou sur le territoire de tous les hommes transportables qui ne seraient pas capables de reprendre rapidement leur service (hôpitaux d'évacuation, infirmeries de gare ou de gîte d'étapes).

Il existe, dans ce but, des conventions avec les compagnies des chemins de fer, pour le transport des blessés (trains sanitaires). De plus on a, dès le temps de paix, recherché dans toutes les régions de corps d'armée, des établissements où on pourra soigner les blessés rapatriés. Ce travail est fait pour tout le pays, où tous les malades et blessés seront traités, à l'abri des fluctuations des combats, par les médecins de la réserve ou de l'armée territoriale restés sur le territoire, ou par les sociétés de secours aux blessés.

4° Enfin le réapprovisionnement des formations sanitaires épuisées. (Matériel des hôpitaux d'évacuation, stations-magasins.)

C'est pour exécuter le règlement qu'au ministère et dans les directions de corps d'armée on s'occupe sans relâche :

1° Du recrutement et de l'instruction du personnel de la réserve et de l'armée territoriale ;

2° De l'achat, de l'entretien, de l'amélioration du matériel et des approvisionnements techniques, médicaments et objets de pansement, instruments de chirurgie, appareils à fractures, conserves alimentaires, qui entrent dans la composition des diverses formations sanitaires ;

3° Des études relatives à l'application des règles de l'antisepsie sur le champ de bataille.

DIVISION DU TERRITOIRE NATIONAL ET DU TERRITOIRE OCCUPÉ EN TROIS ZONES

FORMATIONS SANITAIRES CORRESPONDANTES

En temps de guerre, le territoire français et le pays occupé se divisent en trois zones :

1° *Zone de l'avant*, dans laquelle ont lieu les opérations de guerre proprement dites.

2° *Zone de l'arrière ou des étapes*, qui n'est déjà plus le théâtre des hostilités, où l'on jouit d'une tranquillité relative permettant le rassemblement des hommes allant rejoindre les troupes combattantes, ou des évacués provenant de l'avant, et où se prépare le ravitaillement en matériel de toute sorte.

Ces deux zones sont sous le commandement du général commandant l'armée, et sous la direction secondaire, la première, du chef d'état-major de l'armée, la deuxième, du directeur des étapes et chemins de fer.

3° *Zone du territoire*, placée sous le commandement des généraux commandant les régions de corps d'armée.

A chacune de ces zones correspondent des formations sanitaires spéciales :

1° *A l'avant* : A) les postes de secours régimentaires avec leurs relais d'ambulance, chargés particulièrement du relèvement des blessés sur place et d'un pansement rapide.

B) Les ambulances, divisées en ambulances n° 1, n° 2, n° 3 : les premières affectées aux corps d'armée et aux divisions d'infanterie, les secondes aux divisions de cavalerie, les troisièmes à l'Algérie et aux troupes de montagnes.

Ces ambulances, dont la fonction est la même et

consiste surtout dans le relèvement des blessés, leur triage, le premier pansement, l'opération d'urgence et l'évacuation sur l'arrière, diffèrent surtout par la composition en matériel et en moyens de transport, pour leur permettre de suivre les troupes auxquelles elles sont attachées.

C) Les hôpitaux de campagne, qui ont pour triple fonction de seconder les ambulances sur le champ de bataille, de conserver et de traiter les intransportables, de remplir dans certains cas le rôle spécial d'hôpitaux temporairement immobilisés ou d'hôpitaux de contagieux.

2° *A l'arrière :*

L'hôpital d'évacuation, chargé de recevoir tous les blessés et malades venant des services de l'avant, de les trier et de les diriger suivant leur état :

a) Sur les hôpitaux auxiliaires des sociétés de secours aux blessés, ceux qui ont besoin d'un traitement sérieux.

b) Sur les dépôts d'éclopés et de convalescents, espèces d'infirmeries dont le nom indique la fonction, ceux qui, dans un bref délai, pourront rentrer à leur corps.

c) Sur les hôpitaux spéciaux, les contagieux.

d) Sur les trains sanitaires, ceux dont l'état ne permet pas d'espérer une prompte guérison et qui sont susceptibles d'être transportés loin des opérations ou dans la mère-patrie.

Dans la zone de l'arrière se trouvent aussi les hôpitaux de campagne temporairement immobilisés, qui, n'ayant pu évacuer tous leurs blessés ou malades, n'ont pu suivre leur corps d'armée et se sont trouvés englobés dans la zone des étapes, lorsque celle-ci a progressé pour se rapprocher de l'armée qui a continué sa marche en avant.

C'est encore à l'arrière qu'appartiennent les trains et convois d'évacuation et les infirmeries de gare et de gîte d'étapes situées sur les voies de communication par chemin de fer, par routes ou par canaux, jusqu'à leur entrée dans le territoire.

3° *Dans la zone du territoire* rentrent tous les hôpitaux militaires, mixtes, auxiliaires, existant ou prévus dès le temps de paix, et les formations improvisées suivant les nécessités.

Leur rôle est de traiter dans les conditions ordinaires du service de santé à l'intérieur tous les malades qui y entrent régulièrement.

Il existe enfin une dernière catégorie d'établissements destinés aux places fortes et aux forts isolés : ce sont les infirmeries de forteresse et les hôpitaux temporaires, dans lesquels le service se fait autant que possible conformément aux prescriptions du règlement sur le service de santé à l'intérieur dans les infirmeries-hôpitaux et les hôpitaux militaires.

PERSONNEL DES FORMATIONS SANITAIRES

Le personnel qui concourt à l'exécution, dans l'armée combattante, du service de santé, se divise en deux grandes catégories :

1° Personnel de direction.

2° Personnel d'exécution.

1° *Personnel de direction, attributions générales des directeurs.*

Le personnel de direction comprend les directeurs du service de santé de l'armée, directeurs du service de santé du corps d'armée, médecins-chefs des divisions d'infanterie, pour la zone de l'avant.

Les médecins-chefs du service de santé des étapes, pour la zone de l'arrière.

Je laisse de côté les directeurs et le personnel du service de santé du territoire.

Les directeurs et chefs de service sont les agents responsables du commandement pour tout ce qui concerne l'exécution du service de santé.

Chacun d'eux relève du général commandant l'unité à laquelle il est attaché, et du directeur de l'unité supérieure à la sienne, et marche avec le quartier général dont il fait partie.

Ils ont, chacun dans leurs unités, les mêmes attributions : chaque directeur ou chef de service doit donc soumettre des propositions au général dont il relève ou recevoir de lui des ordres concernant :

1° L'hygiène et la santé des troupes. C'est dans ce cadre qu'il faut ranger les questions concernant les campements et cantonnements insalubres, le surmenage à la suite de marches forcées ou pour autres causes, l'alimentation en général, la vente de liquides frelatés ou de mauvaise qualité, les inhumations et la désinfection des champs de bataille.

2° Les mesures à prendre en vue des épidémies et des maladies contagieuses. Vous verrez que dans ce but, les médecins chargés du cantonnement doivent se préoccuper de l'existence de maladies contagieuses dans les localités à occuper et faire des propositions permettant de les éviter quand il y aura lieu.

C'est aussi dans le but d'éviter la propagation des maladies contagieuses que les directeurs doivent s'entretenir fréquemment avec les médecins-chefs de service dans les ambulances et les corps de troupe pour constater, dès le début, la cause des maladies paraissant sévir en plus grand nombre dans un régiment que dans un autre. Bien souvent même, il ne s'agit pas de maladies déterminées ; mais les médecins-chefs d'ambulance se rendent très bien compte que les affections courantes prennent, dans tel ou tel corps, un caractère de gravité ou d'infection qu'elles n'ont pas dans un autre.

Les directeurs, en recevant des comptes rendus ou dans leurs conversations avec leurs subordonnés, ont, si je puis m'exprimer ainsi, la main sur le pouls de l'armée et peuvent, en proposant opportunément au commandement des mesures préventives, éviter de graves accidents.

Dans cet ordre d'idées se rangent les propositions à faire au moment du passage dans une région à malaria, ou, plus simplement même, la proposition de mettre des factionnaires empêchant l'accès des vignes à raisins verts, ou des clos à pommes insuffisamment mûres, qui peuvent donner lieu, dans certains cas, à des diarrhées rebelles ou même à la dysenterie. Cela vous paraît enfantin, mais à tort, et s'il faut des mesures plus sérieuses, vous demanderez l'évacuation rapide d'un cantonnement ou d'un campement. Je ne dis pas, bien entendu, cantonnement ou campement d'un jour, dans le cas, par exemple, où le directeur remarquerait l'éclosion d'embarras gastriques nombreux et annonçant presque à coup sûr l'invasion prochaine de la fièvre typhoïde. Pour un laps de temps aussi court, pareille proposition serait exagérée.

Les directeurs ont encore des propositions à faire en vue :

3° De l'installation du service et du relèvement des formations sanitaires placées sous leurs ordres.

4° De la formation, de la mise en route et de la destination des convois d'évacuation : réquisition de moyens de transport, d'objets de couchage, d'hommes de peine.

5° Des mutations, de l'avancement, des récompenses du personnel du service de santé placé sous leurs ordres.

6° Des demandes de personnel, de matériel, d'approvisionnements.

Réquisitions.

Pour l'exercice des réquisitions, chaque directeur, ou chef de service, reçoit du général des carnets d'ordres de réquisition et des carnets de reçus.

Ces carnets que le général remet, non seulement aux directeurs, mais aux chefs de service et de détachements, servent à l'exercice des réquisitions qui est réglé par la loi du 3 juillet 1877, laquelle donne droit de requérir tout ce qui est nécessaire pour les besoins de l'armée.

La réquisition doit être adressée au maire ; à défaut, à un membre de la municipalité ; à défaut encore, directement aux habitants.

Personne ne s'y peut soustraire sans s'exposer aux rigueurs de la loi et à la prise par force des objets requis.

En revanche, l'abus de pouvoir est également puni.

Quand on a recours à la réquisition, on remet une feuille du carnet d'ordres de réquisition indiquant les objets requis, à la personne intéressée, qui vous en délivre reçu sur le carnet à souche des reçus.

Cette souche est remise, la mission accomplie, au chef de service qui la fait parvenir à la Commission chargée du règlement des indemnités.

Journal des Marches et Opérations.

Les directeurs et chefs de service tiennent un journal des marches et opérations, relatant, au point de vue sanitaire, les ordres reçus, les mesures prises, les circonstances qui les ont motivées, ou les causes qui ont empêché l'exécution des ordres.

Pour être au courant de l'état sanitaire de leur unité, ils reçoivent journellement des médecins-chefs des formations ou des corps de troupe la situation-rapport indiquant le mouvement des malades et blessés, ils récapitulent ces pièces et en adressent une expédition à leur général et une autre au directeur dont ils relèvent.

Les directeurs ou chefs de service exerceront leur action, au point de vue professionnel, sur les médecins placés sous leurs ordres ; ils ont, au point de vue disciplinaire, sur tous leurs subordonnés, les pouvoirs attribués aux officiers du grade auquel ils correspondent.

Telles sont les attributions communes à tous les directeurs. Mais chacun d'eux a, selon sa situation spéciale, des attributions particulières.

C'est ainsi que, dans une armée, le directeur a surtout à traiter les grandes questions d'ordre général, d'hygiène, la surveillance du service, l'impulsion à lui donner, la liaison entre le service de l'avant et celui de l'arrière.

Le directeur du corps d'armée entre de plus près dans le détail :

Il dirige le service dans le corps d'armée, sous l'autorité de son général, comme pendant le temps de paix.

Il propose les mutations entre les officiers du corps

de santé, suivant les circonstances ou suivant les aptitudes de chacun, aptitudes qui peuvent souvent n'être reconnues que pendant le cours de la campagne, notamment en ce qui concerne les médecins de réserve et de l'armée territoriale qui n'ont pu faire encore leurs preuves.

Il met en mouvement l'ambulance du quartier général, les hôpitaux de campagne et fixe leur emplacement au combat, soit en leur désignant une place personnelle, soit en les adjoignant aux ambulances divisionnaires surchargées.

Il s'occupe spécialement du relèvement aussi rapide que possible des formations qui doivent marcher avec le corps d'armée, des évacuations sur l'arrière, du ravitaillement en matériel des postes de secours, ambulances et hôpitaux de campagne.

Il a, et c'est une mission importante, l'ordonnancement des dépenses dans les ambulances et hôpitaux ; il reçoit à cet effet les crédits de l'intendant général de l'armée, et tient la comptabilité des fonds.

Quand un engagement est imminent, le directeur se tient à portée du général commandant le corps d'armée, pour recevoir ses ordres et le renseigner au sujet de son service, de manière à pouvoir, au moment du combat, donner à ses subordonnés les indications qui leur sont nécessaires.

C'est en effet à lui qu'incombe le soin d'informer les médecins divisionnaires, le médecin-chef de l'ambulance du quartier général, de la direction à donner aux convois d'évacuation.

Il surveille l'ensemble du service pendant et après le combat, s'assure que tout marche avec régularité, et prend les mesures nécessaires pour augmenter, s'il y a lieu, le personnel des formations débordées, par l'appel de médecins inoccupés, par exemple, dans les troupes en réserve.

Il recherche ou fait rechercher les blessés recueillis dans les maisons particulières au moment du combat, et provoque du général les communications à faire aux municipalités pour faire rentrer aussitôt que possible ces blessés dans les formations régulières ou les hôpitaux désignés à cet effet.

Attributions spéciales du médecin divisionnaire.

Au-dessous du directeur du service de santé de corps d'armée, nous trouvons le chef de service de la division d'infanterie ou médecin divisionnaire, avec lequel vous serez fréquemment en contact.

C'est en effet lui qui est le plus près des troupes, des médecins-chefs de service des régiments ; aussi a-t-il dans ses attributions la constatation immédiate des causes morbides, des points de départ des épidémies, et la recherche des moyens nécessaires pour en empêcher l'extension.

C'est lui qui reliera, pendant les marches et stationnements, les postes de secours à l'ambulance divisionnaire.

Au combat, son rôle est des plus importants et des plus actifs ; il doit en effet, soit d'après les ordres reçus du général, soit d'après son initiative personnelle, indiquer les emplacements successifs de l'ambulance, ordonner son sectionnement, demander, en cas de nécessité, l'adjonction d'un hôpital de campagne, ou de personnel libre à l'ambulance surchargée.

Il vérifiera, soit personnellement, soit à l'aide de l'aide-major mis à sa disposition par l'ambulance, au moment du combat, l'emplacement des postes de secours des corps de la division; il établira la liaison entre ces postes de secours, les relais d'ambulance et les sections de l'ambulance divisionnaire, de telle sorte que, à chaque moment, les chefs de ces diverses formations sachent où ils doivent diriger, sans perdre de temps en recherches inutiles et énervantes, leurs brancardiers d'ambulance ou leurs brancardiers régimentaires, lesquels, sans des indications précises, s'exposeraient à retourner à des endroits naguère occupés puis abandonnés, où ils ne trouveraient pas même de renseignements.

C'est là un service de la plus haute importance qui nécessitera beaucoup d'activité, de coup d'œil et de décision.

Outre l'aide-major détaché au jour du combat, le médecin divisionnaire a, à son service, un vélocipédiste qui le suit toujours, et un planton à cheval mis journellement à sa disposition par l'ambulance.

Là ne se borne pas sa besogne, car pendant le combat, il doit se préoccuper des moyens de transport nécessaires aux médecins-chefs d'ambulance pour les évacuations vers l'arrière.

Il ne faut pas, malgré ces occupations très astreignantes, que le médecin divisionnaire reste trop longtemps éloigné de son général. Il peut se faire, en effet, que de nouvelles dispositions prises nécessitent un changement plus ou moins rapide dans l'emplacement de l'ambulance, et le général ou son chef d'état-major peuvent seuls donner les indications et les ordres nécessaires.

Après le combat, le médecin divisionnaire aura, si la division reste sur place, à s'occuper des inhumations. Ce service sera fait, autant que possible, par voie de réquisition adressée aux habitants des localités avoisinant le champ de bataille. Il en sera de même de l'assainissement du terrain; ce ne sera qu'en cas d'impossibilité qu'on aura recours aux soldats, auxquels il faut éviter cette besogne attristante.

Si, au contraire, la division marche en avant, le médecin divisionnaire devra provoquer des ordres pour le relèvement rapide de l'ambulance, et il suivra l'état-major, après avoir donné au médecin-chef les indications sur la direction suivie, pour lui permettre de rejoindre aussitôt qu'il le pourra.

Médecin-chef du service de santé des étapes.

Il est un autre directeur sous les ordres duquel un bon nombre d'entre vous se trouveront placés : c'est le médecin-chef du service de santé des étapes.

Il dirige les formations du service de santé qui fonctionnent dans sa zone, et a des renseignements à fournir au général directeur des étapes ; il a, comme le directeur du service de santé d'un corps d'armée, l'ordonnancement des dépenses.

Mais sa fonction plus spéciale, c'est l'évacuation vers le territoire des malades et blessés transportables, l'emploi de la réserve du personnel, l'utilisation des ressources fournies par les sociétés de secours aux blessés, et le ravitaillement en approvisionnements et en matériel des formations de l'avant, conformément aux ordres qu'il reçoit des directeurs du service de santé des corps d'armée.

En temps ordinaire, il n'aura qu'à prescrire l'évacuation au jour le jour, ou par convois complets, des malades provenant en assez petit nombre du service journalier ; mais après les batailles, c'est par milliers souvent qu'arriveront les blessés qu'il faudra, soit mettre en route, soit répartir entre les formations dont je vous ai parlé, le tout assez rapidement pour être en mesure de suivre le directeur des étapes, si la zone de l'arrière se déplace pour ne pas perdre le contact avec l'armée.

Vous voyez quelle besogne souvent écrasante va incomber à ce chef de service : là aussi, il faudra un homme vigoureusement trempé, toujours prêt aux alertes de jour et de nuit, puisque les convois arriveront, même dans les périodes de calme, aux moments les plus divers et les plus imprévus.

2° *Personnel d'exécution.*

Le personnel d'exécution se divise en deux branches principales : personnel des corps de troupe et personnel des formations sanitaires. Je ne m'occuperai pas du personnel des hôpitaux à l'intérieur, qui fonctionnent comme en temps de paix, ni des postes spéciaux.

A. *Personnel des corps de troupe.*

Le personnel des corps de troupe comprend le médecin-chef de service, les médecins en sous-ordre, les médecins auxiliaires, les infirmiers et les brancardiers. Les médecins et les infirmiers sont placés sous la protection de la convention de Genève, dont ils portent le brassard ; les brancardiers ne sont pas neutralisés, ils portent un brassard spécial, en drap bleu foncé, avec croix de Malte en drap blanc, renversée, reposant sur deux branches.

a) Médecin-chef du service régimentaire. — Le médecin-chef de service dirige le service sanitaire sous l'autorité du chef de corps.

Au moment de la mobilisation, il doit vérifier si tout le matériel qu'il doit emporter est au complet et en bon état ; ce matériel est déposé dans les magasins du corps de l'armée active, et soumis en temps de paix à des examens réguliers et minutieux ; il faut cependant le connaître et le vérifier ; s'il y avait lieu, il faudrait faire immédiatement une demande pour les remplacements indispensables : cette demande, visée par le chef de corps, est adressée, dans les formes réglementaires, au directeur du service de santé.

Il examine les hommes qui lui sont présentés comme malingres par les commandants de compagnies, et les propose, s'il y a lieu, pour être maintenus au dépôt.

Il provoque les ordres nécessaires pour que chaque homme partant reçoive le paquet individuel de pansement.

Pendant les jours qui précéderont le départ, pendant les jours de repos, et même pendant les marches, le médecin-chef de service devra compléter l'instruction de ses infirmiers et brancardiers, et des musiciens, en s'aidant du *Manuel de l'infirmier régimentaire.*

Pendant toute la durée de la campagne il tiendra le *carnet médical* sur lequel doivent être inscrits, conformément aux indications qui y sont imprimées, les renseignements spéciaux à tous les malades et blessés qui sont admis au poste de secours ; il complétera par son diagnostic les certificats d'origine, en n'oubliant pas que ces certificats constituent la base de toute demande ultérieure de réforme n° 1 ou de retraite.

Il rendra compte au médecin divisionnaire de tous les événements qui intéressent l'hygiène et la santé des troupes, et lui adressera chaque jour un mouvement des entrées et sorties, et, après chaque combat, un rapport spécial.

Ces rapports, comme, du reste, toute la correspondance, seront soumis au visa du chef de corps ou de détachement.

Il doit faire part au chef de corps de ses observations, s'il constate une modification dans l'état sanitaire du régiment, et lui soumettre telles propositions qu'il jugera convenable en matière d'hygiène ou de prophylaxie.

Le médecin-chef est en contact constant avec la troupe, il voit de près les hommes pendant les marches, et s'assure facilement si tout le monde arrive en bon état au gîte d'étape : il visite fréquemment les cantonnements, y examine les denrées, l'eau de boisson ; la visite journalière lui montre le nombre d'éclopés, de fatigués, d'anémiés. Mieux que personne, il est en situation de saisir le début, les causes d'une maladie épidémique ou d'un affaiblissement dans la vigueur et la santé des hommes, et il suffit quelquefois d'une mesure peu importante, prise à temps, pour empêcher l'aggravation d'une situation simplement menaçante.

Il provoque en tout temps le remplacement du matériel, et veille à son bon état d'entretien.

Il a l'initiative, sous réserve de l'acceptation du chef de corps, des propositions en faveur de ses subordonnés.

b) Médecins en sous-ordre. — Les médecins en sous-ordre font la visite de leur bataillon et ils rendent compte à leur médecin-major : s'ils sont pour quelque temps détachés, ils ont, vis-à-vis du chef de détachement, les mêmes devoirs que le chef de service vis-à-vis du chef de corps.

Je ne mentionne que pour mémoire, les infirmiers et brancardiers dont le rôle est connu de vous tous. J'ajouterai seulement que les brancardiers n'existent pas dans les régiments de cavalerie ni d'artillerie montée, dont les blessés sont relevés par les brancardiers d'infanterie.

B. *Personnel des hôpitaux et ambulances.*

a) Médecin-chef. — A la tête de chaque formation sanitaire se trouve le médecin-chef. Il a, comme dans les hôpitaux de l'intérieur, au point de vue de la discipline, de l'exécution du service de santé et de la direction générale du service, les attributions d'un chef de corps, s'il est officier supérieur, et d'un chef de détachement d'un grade égal au sien, s'il est officier subalterne.

Il donne des ordres en conséquence aux officiers du corps de santé, aux infirmiers et brancardiers, ainsi qu'aux troupes du train des équipages et aux hommes de troupe momentanément affectés à ces formations. Ces troupes continuent d'ailleurs, en ce qui concerne l'administration et le service intérieur, à relever de leur chef hiérarchique.

Quelques exemples vous feront mieux comprendre ces restrictions.

Un infirmier, un homme du train sont ivres : si c'est sur la voie publique, en dehors de la formation sanitaire, l'affaire n'est pas du ressort du médecin-chef, qui n'a pas le droit de les punir ; ce droit lui appartient, au contraire, si le cas d'ivresse est constaté dans le service spécial de ces hommes, à l'intérieur de l'ambulance ou de l'hôpital.

Un infirmier ou un homme du train brisent leurs

armes, l'officier d'administration ou le commandant du détachement du train prononcent pour ce fait une punition que le médecin-chef n'a pas le droit d'augmenter ; tandis qu'au contraire il pourra augmenter une punition prononcée par ces officiers contre un de leurs subordonnés qui aura été en retard à l'appel du soir ou qui ne se sera pas rendu à son poste pour atteler une voiture chargée d'aller chercher des malades ou des blessés, ou qui se sera endormi dans son service de garde.

Si dans une revue passée par un des officiers d'administration du détachement, revue qui ne peut avoir lieu qu'avec l'assentiment du médecin-chef, un homme est puni pour mauvaise tenue, le médecin-chef n'a nul droit d'augmenter la punition.

Les questions administratives, prêt, équipement, habillement, harnachement, ne le concernent pas davantage.

Il y a là certaines difficultés pratiques consistant à bien discerner où finit la discipline intérieure du corps et où commence la discipline générale de la formation ; mais c'est une affaire de tact, de mesure, d'habitude surtout, sur laquelle j'attire toute votre attention, en vous engageant à ne pas commettre d'impair.

De plus, si le médecin-chef a à se plaindre du commandant du détachement du train, il doit s'adresser, pour la répression, à l'autorité militaire dont il relève, en faisant connaître avec détails les circonstances dans lesquelles le fait s'est produit et les conséquences qu'il pouvait avoir ou qu'il a eues pour les malades ou les blessés.

Il faut que par votre dignité personnelle et professionnelle, par votre connaissance absolue des droits et des devoirs de chacun, vous acquerriez cet ascendant moral capable de suppléer à l'autorité militaire qui ne vous est pas concédée.

Il est encore un droit de chef de corps que ne possède pas le médecin-chef, c'est la nomination aux grades de caporal et de sous-officier. Mais cela se comprend très bien, puisqu'il n'a jamais sous ses ordres un corps entier, mais seulement un détachement d'infirmiers, appartenant à une section.

Malgré ces restrictions, les attributions du médecin-chef d'une formation sanitaire sont encore bien nombreuses et bien variées, et peuvent se subdiviser en :

1° *Attributions concernant la direction générale du service.* — Le médecin-chef est responsable vis-à-vis de son général et du directeur dont il relève. Il les informe de tout ce qui concerne le service et leur adresse journellement la situation-rapport. Il leur signale d'urgence les épidémies ou les faits importants. Il est chargé des relations avec les autorités civiles et militaires, de la police de l'hôpital, qu'il délègue, dans leurs services respectifs, aux médecins traitants, aux pharmaciens, à l'officier gestionnaire.

Il a droit de punition sur tout le personnel du service de santé permanent ou auxiliaire affecté à la formation, sur les hommes de troupe qui y sont momentanément détachés, ou qui sont en traitement, tandis que les officiers qui sont sous ses ordres n'ont droit de punition que dans leur hiérarchie. Ce droit de punition, je vous l'ai dit, est différent suivant le grade du médecin-chef.

Il accorde les permissions.

Il fait établir les plaintes en conseil de guerre et en conseil de discipline pour les faits concernant la discipline de la formation.

Il fait établir ou établit les états de notes, il a l'initiative des propositions à établir en faveur de ses subordonnés, excepté en ce qui concerne le train des équipages ; dans le cas où ce personnel lui paraît mériter une récompense, il en rend compte au directeur et annote les mémoires de proposition établis par le chef de détachement.

Il donne des ordres pour la mise en route et le fonctionnement général de la formation.

Il tient le journal des marches et opérations, le carnet médical, le registre des rapports journaliers de la formation, le registre de correspondance, le carnet des réquisitions et reçus.

Il reçoit les testaments du personnel de l'ambulance, des malades et blessés en traitement.

2° *Attributions concernant le service de place.* — Le médecin-chef fait partie de la commission de défense des places fortes.

Dès le temps de paix, le médecin-chef d'un hôpital militaire s'occupe de la mobilisation du personnel de l'hôpital ; il tient le journal de mobilisation dont je vous ai parlé, il établit le projet du plan de mobilisation, en ce qui concerne le service de santé de la place, pour le cas où cette place viendrait à être mise en état de défense : installation d'hôpitaux, d'infirmeries de forteresse, d'hôpitaux dans les casemates, la répartition du personnel désigné pour le temps de guerre, l'utilisation des hôpitaux auxiliaires, les questions de matériel, etc., etc.

Il fait partie des commissions de réforme et établit les certificats de contre-visite pour les congés de convalescence ou de réforme, pour les eaux thermales, etc.

Il a des conférences au premier degré avec le service du génie pour les appropriations à faire aux hôpitaux; s'il s'agit de constructions, il est membre technique et indique les *desiderata* et les problèmes à résoudre.

3° *Attributions relatives au service médical proprement dit.* — Le médecin-chef répartit le service entre les médecins traitants, fixe le service de garde des aides-majors, autorise les opérations d'urgence, se rend en consultation auprès de ses subordonnés pour les cas graves; il fait pratiquer les autopsies.

Il prescrit les mesures d'hygiène et, quand il y a lieu, la désinfection des locaux, des effets de couchage, des vêtements.

4° *Attributions concernant le service pharmaceutique.* — Le médecin-chef a la surveillance du service dont il assure la régularité; il veille à ce que les approvisionnements soient toujours suffisants pour les besoins prévus, et renouvelés à temps; il s'assure que les prescriptions relatives aux toxiques sont observées.

Il vise pour exécution les demandes de médicaments pour les officiers, sous-officiers, corps de troupe et s'assure que la livraison en est régulièrement opérée.

Il vérifie la comptabilité et fait les recensements.

5° *Attributions relatives au service administratif.* — Il n'y a pas dans les formations sanitaires de conseil d'administration comme dans les corps de troupe; le gestionnaire est donc responsable pécuniairement des irrégularités commises; mais s'il est contraint d'engager des fonds non prescrits par les règlements, il peut demander un ordre écrit au médecin-chef qui assume dès lors toute la responsabilité.

Exemples : — Achat en cas d'urgence de médicaments ou d'appareils manquants, ou d'un prix plus élevé que celui fixé par la nomenclature, attribution à un malade d'un régime non réglementaire, etc.

Le médecin-chef prescrit, d'après les propositions du gestionnaire ou conformément au règlement, la répartition des officiers d'administration, des infirmiers et brancardiers. Il règle le service de garde.

Il s'assure que le matériel est toujours suffisant et en fait assurer à temps le remplacement.

Il en prescrit, quand il y a lieu, la délivrance sur les demandes transmises par le directeur. Il préside la commission de réception de matériel. Il vise la correspondance de l'officier d'administration gestionnaire, les demandes de matériel, les pièces de comptabilité.

Il certifie les constatations de pertes et avaries par force majeure, avec la mention des circonstances de l'événement.

Il fait opérer en sa présence un recensement du matériel après chaque engagement et à la fin de chaque mois.

Il exerce ou fait exercer les réquisitions d'objets de toute nature nécessaires au fonctionnement de la formation.

Il fait partie, comme membre technique, des commissions d'adjudication et en prépare le travail : affichage des denrées et objets nécessaires, établissement des prix-limite proposés, réunion des commissions, etc., etc.

Pour donner à ses subordonnés les ordres résultant de ses attributions, le médecin-chef réunit chaque jour, au rapport, les différents chefs de service : médecins traitants, pharmacien chef de service, officier d'administration gestionnaire, officier commandant le détachement du train.

Il se fait communiquer le rapport des médecins et officiers de garde.

Il transmet les ordres du général et du directeur.

Il examine les punitions, les maintient, les augmente, invite à la lever un officier qui en aurait infligé une à tort, et, en cas de refus, la lève en en rendant compte à son chef hiérarchique.

Il accorde ou refuse les permissions demandées.

Il reçoit les demandes ou observations relatives au service.

Il donne des ordres et règle toutes les questions concernant la mise en route ou le fonctionnement de la formation.

Les décisions sont inscrites au cahier des rapports journaliers et communiquées à tout le personnel.

Je suis sûr que je n'ai pas tout dit ; mais n'êtes-vous pas déjà frappés, effrayés peut-être, par cette simple et sèche énumération des attributions multiples, compliquées, variées du médecin-chef des formations sanitaires ?

J'y reviendrai encore à propos du fonctionnement de ces formations, je vous montrerai, par le détail, le médecin-chef aux prises avec tous les devoirs qui lui incombent.

Mais ne voyez-vous pas, dès maintenant, d'après ce que je vous ai dit des attributions des différents directeurs et des médecins-chefs, combien leur rôle est différent de celui auquel vour êtes habitués dans la pratique de la clientèle ou même des hôpitaux ? Ne commencez-vous pas à être convaincus qu'on peut être un médecin très distingué, un chirurgien hors de pair et être cependant très insuffisant comme directeur ou comme médecin-chef d'une ambulance, d'un hôpital ou même d'un corps de troupe ?

Ai-je besoin d'insister pour vous faire comprendre

que vous ne pouvez arriver, sans vous y préparer, à occuper de telles situations ?

Et, je vous le répète encore, et ne saurais trop vous le répéter, elles vous attendent, j'allais dire elles vous menacent, sinon tous, du moins un certain nombre d'entre vous, en particulier les médecins-majors, dont plusieurs, beaucoup même, seront chefs de service.

b) Médecins en sous-ordre. — Les médecins-majors en sous-ordre et les aides-majors font le service comme dans les hôpitaux en temps de paix : service de médecins traitants ou service de garde.

Exceptionnellement, les aides-majors peuvent être chefs de service dans les trains sanitaires improvisés.

Je ne vous ai parlé jusqu'ici que des médecins et du rôle qu'ils auront à remplir. C'est évidemment ce qui vous importe le plus, cependant je ne saurais passer sous silence les attributions des autres membres des formations sanitaires.

Comment, en effet, donneriez-vous des ordres aux pharmaciens, aux officiers d'administration et du train, à tout le monde en un mot, si vous ne connaissez pas les devoirs de chacun ?

c) Pharmaciens. — Les pharmaciens assurent, comme en temps de paix, le service pharmaceutique. Le plus ancien a autorité sur les autres et sert d'intermédiaire entre eux et le médecin-chef ; c'est lui qui tient la comptabilité de la pharmacie, laquelle consiste en un *livret mensuel des entrées et des sorties.*

Ce livret est envoyé à la fin de chaque mois au bureau de comptabilité, en mettant à l'appui les demandes et les bons des parties prenantes.

Il établit les demandes de médicaments et de matériel de pharmacie et les remet au médecin-chef qui peut l'autoriser à réquisitionner ce qui est nécessaire au service.

Les pharmaciens sont chargés de toutes les analyses et expertises d'eaux, de boissons, de denrées, prescrites par le commandement ou le médecin-chef.

d) Officiers d'administration. — A la tête des officiers d'administration est l'officier gestionnaire, dont les attributions sont multiples.

Attributions de l'officier d'administration gestionnaire. 1° *Comme chef de détachement*, il commande et administre tous les infirmiers et brancardiers et a sur eux les pouvoirs disciplinaires d'un commandant de compagnie; il correspond, par l'intermédiaire du médecin-chef, avec l'officier commandant la section pour tout ce qui concerne l'habillement, l'armement et la solde.

Il note les infirmiers et brancardiers, établit les mémoires de proposition qu'il remet au médecin-chef.

2° *Comme adjudant-major*, il est chargé de la police, de la discipline et de la propreté dans toute la formation, excepté dans l'intérieur de la pharmacie qui regarde le pharmacien chef de service. Il est spécialement chargé de la surveillance, de la tenue des infirmiers, de l'extinction des feux, des mesures à prendre pour éviter les incendies.

3° *Comme major et comme trésorier*, il tient les contrôles et les livrets matricules des officiers et le carnet administratif; il prépare les états de solde; il établit la commission du vaguemestre, qu'il soumet à la signature du médecin-chef, et vérifie son registre toutes les semaines; il est chargé des fonds dont il est responsable et a droit à un infirmier pour la garde de sa caisse.

4° *Comme gestionnaire*, il s'occupe de l'alimentation, de l'entretien du matériel; il établit les demandes de matériel et d'objets de pansement nécessaires ; il est responsable des effets, papiers, bijoux ou valeurs déposés par les entrants ou provenant des décédés, qu'il doit remettre aux ayants droit.

Il remplit les fonctions d'officier de l'état civil en ce qui concerne les décès des militaires en traitement et du personnel de la formation.

Il propose au médecin-chef la répartition du personnel.

Il est comptable responsable vis-à-vis de l'Etat, et sa comptabilité, conforme aux prescriptions réglementaires, est adressée chaque mois, par l'intermédiaire du médecin-chef, au bureau de comptabilité et des renseignements.

Je n'ai pas l'intention de vous parler de cette comptabilité. Je vous engage cependant à l'étudier dans le règlement, Titre IV et notice n° 18. Il importe que vous la connaissiez pour pouvoir viser et transmettre toutes les pièces régulières exigées.

Officier d'approvisionnement. — Les officiers d'administration en sous-ordre sont chargés des différentes parties du service sous l'autorité du gestionnaire. Il en est un, cependant, dans les ambulances, qui a un rôle tout particulier, l'officier d'approvisonnement, qui est chargé, comme son nom l'indique, d'acheter ou de requérir dans les cantonnements tout ce qui est nécessaire aux besoins de la formation : alimentation des hommes et des animaux, paille et matériel de couchage, médicaments, etc., etc.

Il peut être employé à rechercher des moyens de transport pour les évacuations, et même, les jours de combat, il peut être mis à la disposition du médecin divisionnaire pour reconnaître l'emplacement des postes de secours et les relier à l'ambulance.

Cet officier est pourvu d'un cheval.

Un officier en sous-ordre est ordinairement désigné pour diriger les infirmiers et les brancardiers.

e) INFIRMIERS ET BRANCARDIERS. — Les infirmiers et brancardiers sont réunis en deux détachements ayant leurs sous-officiers et caporaux distincts.

Ils sont administrés par les officiers commandant la section, sous la haute surveillance d'un médecin principal ou major de 1re classe ; l'avancement leur est conféré par le directeur du service de santé du corps d'armée.

Contrairement à ce qui se passe pour les brancardiers régimentaires, les brancardiers d'ambulance sont, comme le reste du personnel des formations sanitaires, placés sous la protection de la Convention de Genève.

Je pourrais vous parler ici de cette Convention : mais elle est connue de vous tous, au moins dans les grandes lignes : la notice n° 1 annexée au règlement vous en donne le texte complet.

Je ne crois pas non plus utile de vous décrire le rôle des infirmiers et des brancardiers.

f) DÉTACHEMENT DU TRAIN. — Des cavaliers du train des équipages commandés, sous l'autorité du médecin-chef, par un officier ou un sous-officier, sont chargés, dans certaines formations, de la conduite des voitures et des mulets de cacolets, de litières et de bât.

Le commandant administre le détachement ; il veille à l'entretien en bon état des animaux et des moyens de transport ; il fait effectuer les réparations urgentes et celles que son règlement spécial l'autorise à faire et provoque les remplacements nécessaires.

Le médecin-chef peut le charger de réquisitionner des voitures ainsi que les objets nécessaires au transport des blessés, de commander des convois d'évacuation ou de diriger des mulets ou voitures chargés de relever les blessés sur le champ de bataille ou de les recueillir dans les postes de secours.

Le commandant du train peut également être mis à la disposition du médecin divisionnaire pendant le combat.

Je vous ai dit que les propositions pour l'avancement ou les récompenses en faveur des soldats du train sont établies par leur commandant et annotées par le médecin-chef; que si le chef de détachement a mérité une récompense, le médecin chef ne peut établir en sa faveur de mémoire de proposition, mais qu'il est autorisé à adresser au directeur un rapport relatant les faits qui lui ont paru dignes d'être récompensés. Ce rapport est transmis au chef hiérarchique de l'officier.

Je vous ai dit également que le médecin-chef n'a pas à s'immiscer dans l'administration et la discipline intérieures du détachement du train, et que son autorité s'arrête aux limites de l'exécution du service de santé.

Enfin, si une formation isolée et sans escorte vient à être attaquée, c'est le chef du détachement du train qui prend le commandement général de la formation; si elle était escortée, le commandement reviendrait de droit au chef de l'escorte.

g) Ministres des cultes. — Des ministres des différents cultes reconnus par l'Etat peuvent être attachés aux formations sanitaires.

Ils remplissent leurs fonctions comme en temps de paix ; ils ne peuvent recevoir aucun dépôt d'effets ou de valeurs à aucun titre.

Un infirmier est spécialement désigné pour les assister dans l'exécution de leur ministère.

Tels sont les différents personnels qui constituent l'ensemble du corps de santé.

Vous avez vu combien, en campagne, sont multiples les attributions de chacun d'eux.

J'ai dû me borner à une énumération un peu aride, mais très longue, et qui suffit à elle seule à vous montrer tout ce que vous avez à faire, à préparer, si vous avez à cœur d'être à la hauteur de vos fonctions, le jour où vous seriez chef d'ambulance, d'hôpital, peut-être médecin divisionnaire.

Et je ne saurais trop vous le redire, pensez à votre situation, pensez à la condition navrante de votre formation, des malades et des blessés qui vous seront confiés, si par votre imprévoyance, par votre négligence, vous étiez, au jour de la mobilisation, incapable de faire votre devoir et de remplir votre mission.

GÉNÉRALITÉS SUR LE SERVICE DE SANTÉ EN CAMPAGNE *(Suite)*

MATÉRIEL DES FORMATIONS SANITAIRES

Je n'ai pas l'intention de m'étendre bien longuement sur ce sujet. La visite que nous devons faire aux docks du service de santé, celles que vous pourrez faire dans les magasins régionaux lors de vos différents appels, ou l'étude du matériel d'une formation sanitaire quand vous assisterez aux manœuvres d'automne ou aux exercices spéciaux du service de santé, vous en apprendront beaucoup plus qu'une description qui serait forcément aride et très longue.

Cependant, pour que vous ne soyez pas tout à fait ignorants du sujet quand vous visiterez ce matériel, je veux vous le décrire sommairement, en appelant votre attention sur les points particulièrement intéressants.

Le matériel du service de santé peut se diviser en matériel proprement dit, ou objets techniques et du service général, et moyens de transport, ainsi que vous le montrera le tableau suivant :

Matériel proprement dit	Matériel technique. .	Médicaments et antiseptiques. Objets de pansement. Accessoires de pansement. Instruments de chirurgie. Etuves à désinfection.
	Matériel du service général. . .	Tentes et baraques. Effets de couchage. Ustensiles pour les repas. Ustensiles pour chambres de malades. Ustensiles de cuisine. Accessoires.
Matériel de transport.	Pour malades et blessés	Brancards portatifs et sur roues. Voitures d'ambulance. Litières et cacolets. Appareils pour trains sanitaires improvisés et permanents.
	Pour le personnel. .	Voiture du personnel.
	Pour le matériel proprement dit	Voitures techniques. Voitures d'administration. Fourgons du service de santé. Fourgons du service général. Bâts pour ambulances de montagne.

Revenons maintenant sur quelques points de détail.

Observations générales. — Dans l'examen du matériel technique qui est l'objet des constantes préoccupations du comité technique et de la direction du service de santé, qui l'améliorent chaque jour, vous serez frappés du soin qu'on a apporté à rendre ce matériel simple aussi bien que complet, et à empêcher l'emploi de quantités exagérées d'objets de pansement ou leur gaspillage.

Vous avez tous vu avec quelle facilité dans les hôpitaux on emploie, par exemple, pour un pansement, trois ou quatre fois plus de coton qu'il n'en faut, parce que ce coton, pris à une masse volumineuse, s'est mal déchiré ou est venu sous la main en quantité exagérée.

Vous avez vu combien de fois on a fait un pansement trop large ou trop épais, non dans un but d'utilité pour le blessé, mais parce qu'il est difficile de prendre juste ce qu'il faut de gaze aseptique ou d'ouate de tourbe.

Si nous agissions ainsi dans nos ambulances, outre que les pansements coûteraient fort cher, cette manière de faire aurait l'inconvénient grave de nécessiter de véritables amoncellements d'objets de pansement, gaze, tarlatane, coton, etc., et des moyens de transport démesurés.

Vous verrez comment on s'y est pris pour économiser le matériel, tout en permettant de faire des pansements parfaitement suffisants.

Ces pansements sont tout prêts, par paquets de 20, de dimensions diverses : l'ouate de tourbe ou l'étoupe purifiée est bien enfermée entre deux lames de gaze aseptique, et il suffit de prendre un de ces pansements pour l'appliquer, sans avoir à couper au hasard dans la gaze, et à tirer à la poignée dans un gros paquet d'ouate ou d'étoupe.

Que si le pansement ainsi préparé est trop étroit, vous en mettrez deux, vous en mettrez trois l'un à côté de l'autre, jusqu'à ce que vous ayez recouvert votre plaie : le pansement semble-t-il trop peu épais, vous en mettrez deux, vous en mettrez trois l'un sur l'autre ; de cette manière rien n'est perdu.

Vous voulez maintenant recouvrir votre premier pansement avec de l'ouate à rembourrage : au lieu de puiser à un énorme paquet d'ouate dont une partie sera perdue, vous allez trouver, dans le matériel, des plaques d'ouate, enfermées, comme les paquets de pansement, entre deux lames de gaze, et vous allez les appliquer sans en rien perdre ; ou, si vous le préférez, au lieu de prendre de l'ouate en nappe, vous en prendrez un ou plusieurs rouleaux, dont vous entourerez un membre, comme vous feriez avec une bande ; si vous ne voulez pas utiliser votre rouleau tout entier, cette disposition entre deux bandes permet de le couper très aisément avec des ciseaux.

Vous verrez également dans nos approvisionnements un système d'attelles extrêmement commodes, pas encombrantes, en toile métallique, disposées en rouleaux et préparées de telle façon que ces rouleaux, rigides dans le sens de leur hauteur, se coupent très aisément à la largeur voulue, et peuvent, si on les applique sur une épaisseur de deux ou trois doubles, constituer d'excellentes attelles.

Il y en a de trois dimensions : $0^{m}20$, $0^{m}30$ et $0^{m}45$. On peut, du reste, en les emboîtant, obtenir la longueur que l'on veut.

Ce système a un avantage considérable, celui d'être

très peu encombrant. Il ne peut évidemment remplacer tous les moyens de contention, aussi avons-nous des attelles de toutes sortes, des gouttières, des appareils Raoult-Deslonchamps, en zinc laminé, trop peu connus ; nous avons même des gouttières de Hochet, espèces de gouttières de Bonnet en tôle, se décomposant et occupant un très petit volume.

Vous le voyez, tout cela est pratique. On a cherché et on a trouvé le moyen d'occuper le minimum de place possible et de ne rien gaspiller.

On s'est ingénié également à ne pas perdre de temps avec le matériel et à en empêcher la souillure, en répartissant autrement qu'autrefois les objets de pansement.

Au lieu d'accumuler dans un même panier de grande dimension chaque élément de pansement auquel tous les groupes d'opérateurs venaient puiser un peu au hasard et sans méthode, on a réuni, dans des séries de paniers restreints, tout ce qui est nécessaire pour chaque série d'opérations ; en effet, nous n'avons plus aujourd'hui un vaste récipient rempli de bandes, un autre rempli de compresses, un troisième d'ouate ou de charpie. Dans l'ancien matériel, chaque opérateur envoyait un infirmier chercher des bandes, des compresses, de la charpie ; le gradé chargé de la distribution puisait dans les récipients et l'infirmier emportait le tout dans un tablier ou dans quelque autre enveloppe ; ces objets étaient déposés sur une table, ou par terre, ou dans les poches des tabliers. Je vous laisse à penser tout ce que cela devenait, au point de vue de l'asepsie, à la vérité inconnue à cette époque.

Puis, combien de ces objets se perdaient et disparaissaient dans les coins ; enfin, si on était obligé de lever rapidement le camp, on jetait au hasard l'ensemble des matériaux dans le premier panier venu et les distributions ultérieures devenaient très difficiles, jusqu'au moment où on avait pu rétablir un peu d'ordre dans les paniers dérangés.

La description du nouveau matériel va vous montrer qu'on a rassemblé les objets de pansement nécessaires à chaque série d'opérations : pansements simples, pansements des plaies nécessitant l'immobilisation, pansements des plaies exigeant une opération.

Chaque groupe d'opérateurs reçoit ses deux ou trois paniers de petites dimensions, et l'organisation est telle qu'on n'expose aux souillures que très peu de matériel à la fois ; si même on est obligé de replier le tout très rapidement, il n'y a pas de désordre possible, les mêmes paniers revenant, à la reprise du travail, aux mêmes opérateurs.

Examinons tout d'abord ce matériel, je vous indiquerai ensuite la manière de s'en servir, et quand nous aurons à notre disposition une voiture technique ou un fourgon du service de santé, vous mettrez vous-même en pratique les principes que je vais vous exposer.

Objets de pansement du service régimentaire.

1° Paquet individuel de pansement. — En première ligne vient le paquet individuel de pansement que tout officier, sous-officier ou soldat porte dans une poche spéciale de son vêtement.

Il est composé d'une couche d'étoupe purifiée de Redon, aseptique, entourée de gaze, d'une compresse et d'une bande en gaze munie de deux épingles ; le tout recouvert d'un tissu imperméable et placé dans un sachet de cotonnade.

Une fermeture hermétique met le paquet à l'abri de l'humidité et de toute souillure et sur l'une des faces est inscrite la manière de l'appliquer.

Ce paquet pèse 50 grammes : vous voyez que ce n'est pas une charge appréciable qu'on impose au soldat.

On a beaucoup critiqué ce paquet de pansement, auquel des esprits moroses ont reproché son poids : ses 50 grammes ! auquel ils ont reproché de ne pas rester indéfiniment antiseptique, de pouvoir être souillé par les mains des brancardiers chargés de l'appliquer et par conséquent de devenir dangereux ; mieux vaudrait, a-t-on dit, le supprimer et éviter à l'État une grosse dépense inutile.

Eh ! Messieurs, nous savons bien que les mains de nos brancardiers ne seront pas aseptiques ; mais dans les théories qui leur sont faites, il leur est bien recommandé de ne pas toucher aux plaies. Et ne pensez-vous pas que le pansement, même souillé par les mains du brancardier, constituera quand il sera appliqué une protection sérieuse contre d'autres souillures bien plus dangereuses, par le vêtement, la boue, le sang, qui saliront la plaie jusqu'au moment, quelquefois très retardé, où le médecin appliquera le pansement définitif ?

Certes, si le blessé pouvait être pansé quelques instants après avoir été atteint, mieux vaudrait que le brancardier s'abstînt ; mais il s'écoulera souvent bien des heures entre la blessure et l'examen médical, et je persiste à croire, avec beaucoup d'esprits non prévenus, que le pansement individuel rendra d'utiles services.

Quant à la question de savoir s'il restera antiseptique, si le bichlorure s'altérera ou ne s'altérera pas, qu'importe? Nous n'avons pas, que je sache, la prétention d'antiseptiser par un pansement plat une plaie profonde de plusieurs centimètres : l'antisepsie, nous nous en occuperons au poste de secours ; ne demandons au pansement individuel que ce qu'il peut, ce qu'il doit donner, contentons-nous de faire recouvrir aussitôt que possible les plaies par un pansement propre, antiseptique. Et ces qualités il les possède, il a été antiseptisé avant d'être enfermé hermétiquement. Le bichlorure peut disparaître, tenez pour certain qu'il n'est pas remplacé par des microbes, ni des spores.

Enfin, supposons qu'il ne soit pas employé par les brancardiers ; sera-t-il pour cela inutile ?

N'en croyez rien, le pansement individuel va constituer une réserve importante : un corps d'armée de 30.000 hommes a ses 30.000 pansements qui vont singulièrement augmenter le stock du poste de secours ; en cas de besoins urgents, on utilisera ceux des blessés, ceux même des morts, et c'est, en somme, 30.000 pansements dont le transport n'aura pas été encombrant.

N'eût-il que cette utilité, que son emploi serait justifié.

Mais laissons ces critiques sur lesquelles je ne reviendrai plus. Notre matériel, je le veux bien, n'est pas parfait, parce que la perfection n'existe pas et qu'il faut toujours progresser. Mais vous verrez, comme beaucoup de vos prédécesseurs l'ont vu, quelques-uns même avec un sentiment d'étonnement et d'admiration non dissimulé, qu'il est absolument à la hauteur de toutes les exigences de la chirurgie moderne.

2° Paniers régimentaires. — Le matériel technique des postes de secours se compose de :

1° Trois paniers régimentaires n° 1, n° 2, n° 3.

2° Deux paniers de réserve n° 1 et n° 2.

Panier régimentaire n° 1 (Médicaments). — Il est plus spécialement destiné aux besoins de la visite journalière, en route et aux cantonnements ; il n'est pas emporté au poste de secours au moment du combat ; il contient quelques médicaments d'un emploi journalier, des objets de pansement, bandes, compresses, paquets d'étoupes et des accessoires de pansement, seringues en verre, seringue de Pravaz, thermomètre médical, ventouses, lampe à alcool, pot et gobelet à tisane, deux daviers, etc.

Panier régimentaire n° 2 (Opérations). — Il renferme les substances antiseptiques nécessaires, des tissus imperméables, une bande de caoutchouc, une éprouvette graduée, du catgut, de la soie et des épingles, une boîte à instruments, des pinces hémostatiques, des compresses et des bandes, des paquets d'ouate de tourbe et d'étoupe, des cuvettes et bassins à pansements, un irrigateur et les objets nécessaires à la propreté des médecins, etc., etc.

Panier régimentaire n° 3 (Pansements). — Il contient tout ce qu'il faut pour les pansements : bandes, compresses, paquets d'étoupe et d'ouate, coton de rembourrage, tissu métallique.

Paniers de réserve nos 1 et 2. — Ils sont destinés à fournir des matériaux de remplacement aux paniers régimentaires. Chaque bataillon d'infanterie et chaque groupe de batteries d'artillerie montée emporte une collection de paniers régimentaires, comprenant : 1 panier de chaque espèce, plus un deuxième panier n° 3 (Pansements).

3° Musettes a pansement. — En toile goudronnée, que les infirmiers et brancardiers portent en sautoir, elles contiennent des objets de pansement, de l'iodoforme, une pince à pansement, deux lacs en treillis pour l'hémostase ; les infirmiers y placent leur trousse.

Il y a 10 musettes par bataillon d'infanterie et 8 par groupe de 3 batteries montées.

4° *L'équipement d'infirmier régimentaire* se compose d'un havresac et de deux cartouchières.

Dans le havresac qui contient les objets de petit équipement de l'infirmier, on a remplacé les cartouches par quelques objets de pansement, quatre attelles en bois, un petit paquet de toile métallique, des lacs et une écharpe.

Les cartouchières contiennent des objets de pansement, de l'iodoforme et une pince hémostatique.

Il y a quatre équipements par bataillon.

5° *Sac d'ambulance pour l'infanterie. Sacoches d'ambulance pour la cavalerie.* — Ils renferment quelques médicaments usuels, quelques objets de pansement, des pinces, du matériel de pharmacie ; ces objets et médicaments servent surtout pendant les marches, pour éviter d'arrêter les voitures d'ambulance régimentaires et de parer aux accidents survenant en route.

Le sac d'ambulance est surmonté du *rouleau de secours pour asphyxiés.*

Il y a un sac d'ambulance par bataillon d'infanterie ou par groupe de batteries montées et une paire de sacoches par deux escadrons réunis ou un escadron isolé.

6° On a conservé de l'ancien matériel des *cantines médicales* n° 1 et n° 2, dont la paire renferme à peu près les mêmes éléments que la collection des paniers régimentaires nos 1, 2 et 3.

Elles sont utilisées dans les régiments de cavalerie.

7° Mais elles doivent, au fur et à mesure des besoins, être remplacées par les *paniers régimentaires pour troupes à cheval* (cavalerie et artillerie à cheval) qui ont le même contenu.

En résumé, un régiment d'infanterie à trois bataillons possède 1.740 pansements, sans compter les 3.000 pansements individuels ; un régiment de cavalerie à 4 escadrons en a 700, plus 600 pansements individuels.

Matériel technique des hôpitaux et ambulances.

Le matériel technique des formations sanitaires est contenu dans des paniers et des caisses, ou placé en vrac dans les fourgons.

Paniers d'ambulance. — Les paniers sont numérotés de 0 à 10, mais cette notation ne correspond pas à celle des paniers régimentaires.

Panier n° 0. *Appareils de lavage.*— Contenant tout ce qui est nécessaire à la propreté et à l'asepsie des plaies, des bassins, des cuvettes, irrigateurs et laveurs, des médicaments et des solutions antiseptiques, des brosses et savons, des compresses et du linge.

Panier n° 1. *Pansements simples.* — Dans lequel on trouve des bandes et des compresses bichlorurées en gaze, du tissu imperméable à pansement, des plumasseaux d'étoupe bichlorurée et d'ouate de tourbe aussi bichlorurée, tout prêts pour l'application.

Ce panier contient les éléments nécessaires pour 150 pansements.

Panier n° 2. *Pansements pour opérations.* — Bandes roulées et compresses en toile; compresses en gaze bichlorurées et iodoformées, plumasseaux d'étoupe et d'ouate bichlorurées, du catgut, des crins de Florence, de la soie, conservés dans des solutions antiseptiques, du fil d'argent; de quoi faire environ cinquante pansements d'opérés.

Panier n° 3. *Plaies et opérations nécessitant des moyens de contention.* — Bandes en gaze ; compresses en toile et gaze à pansement; compresses en gaze bichlorurée, plumasseaux d'étoupe et d'ouate bichlorurée, du plâtre, des attelles et des lacs; ce panier contient, comme le précédent, les éléments nécessaires pour cinquante pansements compliqués.

Panier n° 4. *Propreté et asepsie des médecins.* — Sarraux, tabliers, serviettes, savons et brosses, cuvettes ; tabliers d'infirmiers.

Panier n° 5. *Coton en nappes et en bandes.*

Panier n° 6. *Coussins à fractures.*

Panier n° 7. *Linge préparé.* — Bandages carrés, bandages de corps, en T et triangulaires, écharpes, suspensoirs, bandes en flanelle, lacs.

Panier n° 8. *Bandes et compresses.*

Panier n° 9. *Opérations et Immobilisation.* — Ce panier remplace dans les hôpitaux de campagne, les ambulances de cavalerie et de montagne, les paniers n° 2 et n° 3 de l'ambulance de division d'infanterie.

Ces mêmes formations ont également :

1° Une caisse d'instruments de chirurgie ;

2° Deux caisses de pharmacie, tandis que l'ambulance divisionnaire transporte ses instruments et ses médicaments dans des tiroirs de la voiture de chirurgie.

Panier n° 10. *Chemises* au nombre de trente.

Ce matériel se complète par :

Des paquets de gouttières métalliques.

Des paquets de toile métallique.

Des caisses d'appareils à fractures diverses, parn lesquels les appareils en zinc laminé de Raoult-De lonchamps, les gouttières démontables de Hochet, et des attelles de diverses espèces.

Le matériel technique se complète par une étuve locomobile à désinfection (système Geneste et Herrscher) à laquelle est adjoint un appareil portatif pour la désinfection des locaux.

Division du matériel technique par groupes d'opérateurs. — Je vous ai dit que je vous montrerais l'avantage de cette division du matériel, de cette organisation en paniers légers contenant, par groupes de 2 ou 3, tous les éléments de pansement de toutes les plaies possibles.

Supposons une ambulance ou un hôpital de campagne venant s'installer et devant rapidement entrer en fonction.

Il est établi en principe que, dans les formations sur le champ de bataille, les médecins se divisent en groupes : le 1er, groupe de triage chargé de l'examen rapide des blessés et de leur répartition entre les autres groupes d'opérateurs.

Le 2e groupe est chargé du pansement des plaies simples.

Le 3e groupe, des opérations d'urgence.

Le 4e groupe, des pansements des plaies compliquées de fractures, ou nécessitant des moyens de contention.

Dès l'ouverture des voitures, chaque médecin reçoit des mains de l'officier ou du sous-officier chargé du matériel, un sarrau, un tablier, une serviette, une brosse et du savon ; chaque infirmier reçoit un tablier et une serviette.

Il a suffi pour cette distribution d'ouvrir un seul panier, le n° 4.

Le groupe n° 1, de triage, n'a plus besoin de rien, chaque médecin ayant sa trousse.

Le groupe n° 2 recevra un panier n° 0, *Propreté des plaies*, et un panier n° 1, *Pansements simples.*

Cela lui suffit pour 150 pansements; quand ses paniers seront épuisés, il enverra demander soit de nouveaux paniers, ou s'il appartient à une ambulance de division d'infanterie, le remplissage de ses paniers par le matériel de rechange contenu dans la voiture de chirurgie.

Le groupe n° 3 — Opérations — recevra un panier n° 0, un panier n° 2 ou n° 9, la caisse ou les tiroirs d'instruments de chirurgie, un paquet de gouttières et de tissu métallique; enfin un panier n° 5 : *Ouate.*

Le groupe n° 4, pansement des plaies et des fractures compliquées, demandera un panier n° 0, un panier n° 3 ou n° 9 : *Pansements compliqués*, une caisse d'appareils à fracture et de la toile métallique.

Ce ne sera, vous le voyez, ni bien long, ni bien compliqué et deux infirmiers suffiront pour emporter le matériel de chaque groupe.

Et supposez qu'une alerte, ou plus simplement un orage, vous oblige à replier rapidement votre matériel, vous avez vos paniers sous la main, rien ne sera plus facile que de les fermer, puisque vous n'aurez sorti que ce qui vous est nécessaire à chaque pansement : tout au plus aurez-vous perdu un paquet de 20 pansements ou de bandes déjà entamé, ou un rouleau d'un mètre de coton en bandes ou en nappes. Rien de plus.

La remise en ordre des instruments de chirurgie sera peut-être un peu plus délicate; mais vous savez que ce ne sont pas là des objets qu'on laissera s'égarer. Ce qui se perd, ce qui se gaspille, ce sont les bandes, les compresses, le coton, parce qu'on n'y attache pas d'importance. Et nous devons louer la prévoyance de ceux qui ont organisé notre matériel de façon à empêcher des pertes que nous pourrions à un moment donné vivement regretter.

J'arrive maintenant au :

Matériel du service général.

Ce matériel comprend :

1° Les tentes et baraques. — A. *Tentes d'ambulance, système Tollet*, pouvant servir pour les opérations ou pour l'abri des blessés à raison de 18 par tente. Elles sont composées d'armatures en fer démontables, et d'une toile-enveloppe munie de portes et fenêtres, les côtés peuvent être maintenus levés par des montants en bois. Poids 115 kilogs.

B. *Tente Tortoise*, pouvant se monter sur les fourgons du service de santé, le fourgon remplaçant les supports et occupant le milieu de la tente qui se développe à l'entour. La solidité en est parfaite et on peut y caser jusqu'à 30 blessés ; de nombreuses ouvertures y donnent une clarté et une aération suffisantes : son poids est de 90 kilogs.

C. *Tentes d'hôpital — Système Tollet*, de forme analogue aux tentes d'ambulance, mais beaucoup plus grandes, d'une capacité de 28 lits, on peut y installer un poêle.

D. *Baraques mobiles — Système Dœcker*, dont les parois et le toit sont constitués par des cadres en bois dont les deux faces, distantes l'une de l'autre de deux centimètres, sont couvertes d'un cartonnage sur lequel est collée une toile : la face interne est incombustible.

Le sol de la baraque est formé par les 16 caisses contenant, pour le transport, le matériel qui la constitue.

Ces baraques, qu'on peut chauffer en hiver, peuvent contenir 16 lits ; elles pèsent chacune 3.600 kilogs et 6 hommes sont nécessaires pour la monter en une journée.

E. *Baraques mobiles.* — *Système Espitalier,* diffèrent des précédentes en ce que la charpente est en fer ; chacune pèse 6.000 kilogs et est renfermée dans 99 colis : il faut 12 hommes pour la monter.

Les tentes d'ambulance et les tentes Tortoise font partie du matériel d'ambulance; les autres systèmes sont destinés aux hôpitaux d'évacuation et aux formations sanitaires assurées d'une certaine fixité, comme les hôpitaux de campagne temporairement immobilisés, et les hôpitaux temporaires installés dans les forteresses et dans la zone des étapes.

2° Matériel de couchage. — Ce matériel comprend les couchettes en fer et les matelas destinés exclusivement aux formations sanitaires approvisionnées en baraques et en tentes d'hôpital.

Il vient, tout récemment, d'être augmenté par les supports-lits à brancards — système Dujardin-Beaumetz et Strauss. Un certain nombre de ces appareils, destinés aux expéditions coloniales, sont pourvus d'une moustiquaire.

Le matériel de couchage comprend également les sacs à paille, les draps de lit, qu'on emploiera dans les hôpitaux de campagne, où on se servira surtout de lits improvisés ou de matériel de couchage réquisitionné dans les pays occupés ; enfin les couvertures que vous trouverez même dans les ambulances.

3° Ustensiles pour les repas. — C'est-à-dire des fourchettes, cuillers, assiettes, gobelets et cruches, le tout en fer, etc.

4° Ustensiles pour chambres de malades. — Pots et

gobelets à tisane, urinoirs, seaux à tisane, baquets de propreté et seaux inodores, etc.

5° Ustensiles de cuisine. — Scies, couperets, bidons.

6° Accessoires. — Objets de bureau, lampes, lanternes. Tonnelets à eau, à vin, réservoirs à eau, sacs d'outils, torchons et tabliers, etc.

Après le matériel du service général, vient le matériel de transport.

Il est destiné à transporter :

1° Les blessés ;

2° Le personnel ;

3° Le matériel.

1° Transport des blessés. — Les moyens de transport pour blessés sont:

a) *Brancards divers.* — Citons d'abord les brancards portatifs, qu'on a heureusement améliorés dans ces dernières années en simplifiant le mode de montage et de démontage. Nous aurons encore dans la prochaine campagne un certain nombre de brancards à traverses mobiles, si difficiles à fixer ; mais déjà le matériel s'enrichit d'un bon nombre de brancards nouveau modèle, dont la traverse peut se couder en forme de branches de ciseaux et peut s'ouvrir ou se fermer par une simple pression.

Il vous suffira d'en voir monter un seul pour que vous en compreniez la manœuvre, tandis que toute une théorie est nécessaire pour apprendre à monter et à démonter l'ancien modèle.

Les brancards servent à transporter les malades en dehors des routes, notamment de la ligne de feu au poste de secours et au relais d'ambulance, quelquefois même jusqu'à l'ambulance divisionnaire ou à l'hôpital de campagne.

Vous les verrez servir également comme lits dans

les transports à grande distance par chemin de fer ou par bateau, et même plus d'une fois comme lits de formations sanitaires.

Il est certain que le brancard n'est pas un moyen de transport avantageux, en ce sens qu'il nécessite au minimum deux hommes pour porter un seul blessé ; encore, s'il s'agit d'un transport un peu long, surtout dans des chemins difficiles, il faut presque compter sur quatre porteurs.

On a essayé de remédier à cet inconvénient par l'emploi de brancards sur roues, pouvant être traînés par un seul homme.

On comprend du reste que ces brancards ne pourront être utilisés que sur des chemins tracés, comme pour aller du relais d'ambulance à l'ambulance, par exemple. Mais ces brancards doivent remplir certaines conditions : il faut qu'ils soient solides, pas trop lourds pour le conducteur, et en même temps pas trop volumineux, pour ne pas encombrer les ambulances avec lesquelles ils marcheront : autrement dit, il faut que les roues se replient horizontalement pour qu'on puisse en placer une dizaine au moins sur une voiture.

Ces brancards ont été acceptés en principe, parce qu'ils rendront des services : un certain nombre de types ont été mis à l'essai ; mais je ne crois pas qu'il y ait encore un modèle adopté.

b) Voitures d'ambulance. — Quand on voyage sur les routes carrossables, le moyen de transport habituel est la voiture d'ambulance, soit la voiture omnibus à 2 chevaux, soit la voiture légère à 1 cheval. Vous connaissez tous assez ces deux voitures pour que la description n'en soit pas utile.

Mais tous ces véhicules ne peuvent servir quand il s'agit de traverser, pour un parcours un peu long, les terres labourées, les sentiers, en pays de montagne ou en Algérie.

c) Litières et cacolets. — Il vous faut alors avoir recours aux litières ou aux cacolets, que je ne vous décrirai pas davantage ; vous les avez tous vus.

Mais si, ne vous contentant pas de les voir, vous les avez expérimentés en y montant, vous avez pu constater combien le transport est pénible et fatigant, à cause du mouvement imprimé par la marche du mulet. Vous avez pu remarquer que l'installation du blessé n'est pas toujours aisée.

Ajoutez, ce que vous n'avez probablement pas vu, que le mulet n'est pas toujours facile à conduire, que parfois il recule et va buter sur les obstacles en arrière, que parfois aussi, il rue avec sa charge, et vous comprendrez que le blessé n'est pas toujours à l'aise dans un cacolet ou sur une litière.

Mais cependant nous y aurons encore plus d'une fois recours, parce que nous n'avons rien de capable de les remplacer, et j'imagine que malgré les inconvénients qu'ils présentent, on sera encore très heureux de les utiliser en campagne, comme on a été heureux de les avoir au Soudan et au Dahomey, et, plus près de nous, en Algérie, plus près encore, dans les sentiers des Alpes.

d) Matériel des trains sanitaires. — Mais nous voici sur une ligne de chemin de fer. Quels sont les moyens de transport appropriés à ce genre de locomotion ?

Vous verrez plus tard, quand je vous parlerai des trains sanitaires, qu'ils se divisent en trains permanents, trains improvisés, trains ordinaires. De ceux-ci, il ne sera pas question ici, parce que les blessés qui sont destinés à s'en servir seront capables de voyager assis, comme les gens bien portants.

Mais dans les trains permanents, qui doivent transporter des blessés tout à fait gravement atteints, vous verrez des couchettes analogues à celles des cabines des navires. Ces couchettes sont des cadres en bois, avec sangles et matelas, draps et couvertures. Ce matériel, appartenant au service de santé, est préparé pour être, au moment venu, remis aux diverses compagnies, qui possèdent les voitures aménagées exclusivement pour le transport des blessés.

En outre de ces trains permanents, peu nombreux, et qui seraient tout à fait insuffisants pour une campagne, les compagnies de chemins de fer devront utiliser tous leurs wagons de marchandises qui constitueront les trains dits improvisés.

Le matériel destiné à ces trains est de deux systèmes :

Système Bry-Ameline.

Système Brechot-Despretz-Ameline.

Dans les deux systèmes, les blessés sont placés sur des brancards.

Le premier de ces appareils (modèle 1874-89) se compose de traverses en bois munies d'étriers dans lesquels on place les pieds des brancards, et suspendues, au moyen d'attaches élastiques constituées par un ressort à boudin, à des montants en fer. Ces montants sont fixés aux wagons à marchandises par des boulons qui traversent les parois en des points marqués en tout temps par des plaques indicatrices que toutes les compagnies y ont fait placer.

Le deuxième système (modèle 1891) se compose d'une cage en fer démontable, constituée par des colonnes qui sont réunies par des traverses d'assemblage, auxquelles les brancards se fixent sur trois étages. Ces traverses sont, elles-mêmes, suspendues par des ressorts à boudins.

Je ne m'étends pas davantage sur ces appareils, dont vous trouverez la description complète et le mode de montage dans la notice n° 14 du règlement, que ces conférences, je vous le redis encore, n'ont pas pour but de remplacer, et qu'il vous est indispensable de vous procurer et de connaître.

Je puis cependant ajouter que le dernier de ces appareils est bien supérieur au premier, par son montage plus facile, parce qu'il rend inutile toute préparation des wagons, parce qu'on peut l'installer aussi bien dans une prolonge du train, dans une voiture à fond plat ou dans un bateau que dans un wagon de chemin de fer, et parce qu'on peut, en cas de presse, mettre 15 blessés dans un wagon au lieu de 12.

Avec ses trois étages, il peut même, à la rigueur, être utilisé, pour économiser la place, dans un local quelconque où des blessés seraient réunis pour un temps assez court, comme, par exemple, dans un hôpital d'évacuation, où il y a intérêt à réunir tout son monde dans le plus petit espace possible, et où les blessés ne restent pas assez longtemps pour qu'on ait à craindre les accidents provenant de l'encombrement.

2° Transport du personnel. — Les médecins des corps de troupe, à l'exception des médecins auxiliaires des régiments à pied, les médecins-chefs et les médecins de l'armée active des formations sanitaires, les officiers d'approvisionnement et les aumôniers dans les ambulances sont pourvus d'un cheval.

Dans les ambulances, les officiers non montés font les routes dans une voiture spéciale, dite voiture du personnel, qui peut transporter huit officiers et qui contient, en outre, les bagages du médecin-chef et de l'officier d'administration, plus une caisse de fonds, une cantine de comptabilité et une caisse d'imprimés.

3° Transport du matériel proprement dit. — Le matériel des postes de secours est transporté par les voitures régimentaires.

Dans les ambulances on trouve :

1° La voiture de chirurgie ;

2° La voiture d'administration ;

3° Les fourgons du service de santé ;

4° Les fourgons du service général des transports.

Les ambulances n° 3, n'ayant pas de voitures, sont munies de bâts.

Dans les autres formations sanitaires le matériel est transporté, soit sur des fourgons du service général, soit sur des voitures de réquisition.

a) Voiture régimentaire. — La voiture régimentaire des corps d'infanterie est à deux roues et à un cheval ; elle porte un chargement de 300 pansements, comprenant une collection de 4 paniers régimentaires, une paire de paniers de réserve, 8 brancards, un tonnelet de 30 litres et un bidon de 10 litres, 1 caisse d'imprimés, 2 lanternes marines, 10 musettes à pansement et 20 bidons de 1 litre.

Il y a une voiture par bataillon d'infanterie ou groupe de batteries.

La voiture médicale régimentaire pour la cavalerie et l'artillerie à cheval est à 4 roues et à 2 chevaux, elle doit suivre la cavalerie aux allures vives.

Son chargement est analogue à celui de l'infanterie, avec cette différence que la collection des paniers régimentaires est remplacée par une paire de cantines médicales.

Les deux régiments d'une brigade de cavalerie

marchant généralement ensemble, il n'est alloué qu'une voiture par brigade, avec l'état-major de laquelle elle marche. Pour compenser la deuxième voiture, il est ajouté à chacune des voitures d'ambulance à deux roues affectées aux régiments à cheval, un panier régimentaire pour troupes à cheval.

b) Voiture de chirurgie. — La voiture de chirurgie des ambulances n° 1 et n° 2 est attelée à 4 chevaux.

Elle pèse, chargée, 1.850 kilog.

Elle remplace l'ancien caisson d'ambulance, s'ouvrant par le dessus et dans lequel on empilait, par un arrimage compliqué, 21 paniers ou caisses, de telle façon que pour avoir un panier de l'étage inférieur il fallait en enlever trois ou quatre de l'étage au-dessus.

En 1870, les voitures de chirurgie des Allemands furent très remarquées ; elles s'ouvraient en arrière et on y pénétrait dans un couloir, sur les parois duquel se trouvaient des tiroirs contenant tout le matériel technique nécessaire aux médecins.

On construisit tout d'abord des voitures analogues, mais quand la direction du service de santé remania le matériel et imagina l'ingénieux agencement des paniers que vous connaissez, on put constater les inconvénients de la construction de la voiture de chirurgie, l'étroitesse des tiroirs ou casiers installés dans les parois et séparés par un couloir étroit dans lequel on ne pouvait se mouvoir que difficilement, en extrayant, pour le distribuer, le matériel technique.

On reconnut qu'il eût été beaucoup préférable d'avoir des voitures s'ouvrant par les côtés, comme vous le voyez dans les voitures Cusenier et autres qui circulent dans Paris, et y transportent des paniers remplis de bouteilles. Il est très facile d'y installer et d'en enlever individuellement tous les paniers contenant le matériel.

Malheureusement on ne pouvait sacrifier tout un matériel construit et on dut se contenter d'y apporter les modifications compatibles avec la construction de la voiture ; on supprima le couloir et les casiers de la partie antérieure de la voiture, on créa deux étages s'ouvrant sur les côtés, ce qui permit de placer à l'avant :

3 paniers n° 0 (Lavage des plaies).

2 paniers n° 1 (Pansements simples).

1 panier n° 2 (Pansements pour opérations).

1 panier n° 3 (Pansements pour plaies nécessitant la contention).

1 panier n° 4 (Propreté et asepsie des médecins).

On a dû conserver telle quelle la partie postérieure de la voiture, avec son couloir, ses casiers et ses tiroirs.

Dans les tiroirs se trouvent : les instruments de chirurgie (tiroirs 3 et 4), les médicaments (tiroirs 5 et 7), du matériel de pharmacie (casier 1), des bandages à fractures, des coussins à fracture, de la toile métallique et des attelles (casiers 12, 12 *bis*, 13 *bis*), du plâtre (casier 6), du matériel pour musettes, des chemises et des draps (casier 13) ; le même contenu que les paniers 6 (coussins à fractures), 7 (linge préparé), 8 (bandes et compresses), dans les casiers 10, 16 et 14 ; un renouvellement du panier n° 1 dans le casier 15.

Dans le dôme de la voiture on a placé 5 paniers n° 5 (coton en nappes et en bandes), des attelles diverses et des gouttières de Hochet.

Le casier 17 contient la lampe à magnésium pour la recherche des blessés.

Le chargement comporte en outre : une table à opérations, deux réservoirs à eau, une lanterne, un sac d'outils et quatre brancards.

Il y a deux voitures de chirurgie par ambulance de division d'infanterie, une par section ; chacune d'elles contient le matériel technique nécessaire pour 1.400 pansements simples ou compliqués.

c) Voiture d'administration. — Elle est attelée à 4 chevaux et pèse, chargée, 1.550 kilogs.

Elle présente une partie antérieure et une partie postérieure.

La première est constituée par une armoire s'ouvrant derrière le siège et contenant trois casiers :

Casier I. — Archives, imprimés, objets de bureau.

Casier II. — Bourgerons, torchons, serviettes, tabliers.

Casier III. — Ustensiles pour les repas, lanternes.

Sous le siège, deux réservoirs de 50 litres pour l'eau et le vin.

La partie postérieure contient 6 *coffres* et 4 *compartiments* pour les denrées, les légumes secs, les boîtes de viandes et de lait de conserve, huile, vinaigre, beurre, etc.

Des ustensiles de cuisine sont placés sur une étagère, ou accrochés aux parois.

Il y a deux voitures d'administration par ambulance de division d'infanterie, une par section.

d) Fourgons du service de santé. — Chaque ambulance a six fourgons du service de santé ; chacune des sections en a trois, désignés sous les lettres :

A, B, E pour la première section.

C, D, F pour la deuxième.

Ces fourgons sont attelés à deux chevaux.

Chaque série contient 2.090 pansements : total 4.180. Ils servent à transporter un approvisionnement de réserve à utiliser après épuisement du contenu de la voiture de chirurgie, et du matériel accessoire.

1° Fourgon A.

4 paniers n° 1. Pansements simples.
3 — n° 5. Coton en nappes et en bandes.
1 — n° 6. Coussins à fractures.
1 — n° 7. Linge préparé.
1 — n° 8. Bandes et compresses.
1 caisse d'appareils à fractures.
1 paquet de gouttières en fil de fer.
1 — de toile métallique.
25 brancards.
15 couvertures en 2 ballots.
1 tonnelet de 50 litres sous le siège.

2° Fourgon B.

4 paniers n° 1.
3 — n° 5.
1 — n° 6.
1 — n° 7.
1 — n° 8.
1 — n° 10 (chemises).
1 caisse d'appareils à fractures.
1 paquet de gouttières en fil de fer.
1 paquet de toile métallique.
3 caisses de médicaments (N°s 1, 2, 3).
3 caisses de denrées (N°s 4 et 5).
Une chapelle de campagne.

3° Fourgon E.

17 musettes à pansement.
15 couvertures.
1 tente Tollet.
74 bidons de 1 litre.
25 brancards.

1 tonnelet de 30 litres d'eau-de-vie.

1 tonnelet de 50 litres, vin (sous le siège).

Ce fourgon contient en outre : les vivres et bagages des officiers et une collection d'attaches pour chevaux et mulets.

e) Fourgons du service général. — Ils ne présentent rien de particulier. Dans les hôpitaux de campagne ils servent au transport du matériel : paniers, caisses et ballots. Dans les ambulances, ils transportent les vivres des hommes et l'avoine pour les chevaux et mulets.

f) Bâts. — Les bâts pour transport du matériel des ambulances de montagne et d'Algérie, sont ceux du modèle général.

Je termine ici cette énumération du matériel du service de santé, que j'ai faite plus longue que je ne l'aurais voulu, mais qui m'a paru nécessaire avant de vous conduire aux docks, dont la visite vous intéressera certainement plus que cette conférence quelque peu aride.

Demain, nous commencerons l'examen du fonctionnement des différentes formations sanitaires, en commençant par le poste de secours.

FONCTIONNEMENT DES FORMATIONS SANITAIRES

LE POSTE DE SECOURS

Nous nous sommes occupés jusqu'ici des généralités sur le service de santé en campagne, des éléments qui le constituent et entrent dans la composition des directions et des formations sanitaires, en personnel et en matériel. Nous avons fait, si je puis m'exprimer ainsi, l'anatomie du service de santé. — Nous allons maintenant faire de la clinique, et mettre en mouvement les différents organes ; en d'autres termes, nous allons nous occuper du fonctionnement de ces formations, ou tout au moins de leurs types principaux.

C'est ainsi que je ne vous parlerai, par exemple, que de l'ambulance de division d'infanterie, qui sert de type pour toutes les autres ambulances : de cavalerie, de montagne, de quartier général de corps d'armée.

Je vous parlerai de l'hôpital de campagne, laissant de côté l'hôpital de campagne temporairement immobilisé, dont il vous suffit de connaître l'emploi et dont le fonctionnement ressemble, suivant les circonstances, tantôt à celui des hôpitaux de campagne proprement dits, tantôt à celui des hôpitaux à l'intérieur.

Il en sera de même des hôpitaux de contagieux, des hôpitaux auxiliaires, des hôpitaux temporaires des places assiégées, qui sont dans les mêmes conditions, ainsi que des dépôts d'éclopés, de convalescents, et des infirmeries de gare qui ne sont autre chose que des infirmeries de garnison.

Vous trouverez dans le règlement ce qu'il vous faut connaître au sujet de ces formations, et je me contenterai de faire agir devant vous le poste de secours, l'ambulance divisionnaire, l'hôpital de campagne, l'hôpital d'évacuation et les trains sanitaires.

Nous abordons aujourd'hui l'étude du fonctionnement du

POSTE DE SECOURS

Le poste de secours, c'est l'infirmerie régimentaire *mobilisée.*

PERSONNEL.

Le personnel comprend :

Le médecin-major de 1re classe, médecin-chef.

Un aide-major.

Deux médecins de réserve.

Trois médecins auxiliaires ayant rang d'adjudant.

Les deux premiers médecins, dans les régiments actifs, appartiennent au régiment même.

Dans les régiments de réserve, c'est le médecin-major de 2e classe du régiment actif correspondant qui est médecin-chef ; — tous ses aides appartiennent à la réserve.

Dans les régiments territoriaux, tout le personnel appartient à l'armée territoriale.

Tous les médecins ayant rang d'officier sont montés.

Ils vivent : le médecin-chef avec le colonel et son état-major ;

Les autres médecins avec le chef du bataillon auquel ils sont attachés ;

Les médecins auxiliaires avec le petit état-major de leur bataillon.

Leurs cantines à bagages sont placées dans les voitures correspondantes.

Le personnel-troupes se compose de 12 infirmiers, un par compagnie, de 48 brancardiers, 4 par compagnie, plus 3 caporaux, 1 par bataillon, et 1 sergent, de 3 conducteurs de voitures, des ordonnances des médecins.

Il y a des modifications pour les bataillons formant corps — qui ont moins de personnel — et pour les régiments de cavalerie et d'artillerie à cheval qui n'ont pas de brancardiers ; mais, je vous l'ai dit, et n'y reviendrai plus, je ne veux m'occuper que des formations types.

Tous ces infirmiers, brancardiers, conducteurs, ordonnances vivent, dans les conditions ordinaires, avec l'unité à laquelle ils appartiennent. Mais dès qu'une infirmerie se constitue, ceux qui y sont employés sont mis en subsistance à la section hors rang.

Et même lorsque, à la suite d'une bataille, ou pendant le combat, il est impossible de percevoir les rations dans les compagnies, le groupe de l'infirmerie vit sur place, au moyen de bons signés par le médecin-chef.

On peut considérer comme faisant partie temporairement du poste de secours, les musiciens que leur chef vient, au moment du combat, mettre à la disposition du médecin-chef de service, qui les emploiera comme brancardiers.

Matériel

Le matériel se compose des trois voitures régimentaires et de leur chargement, des trois sacs d'ambulance, des douze équipements d'infirmiers, des trente musettes à pansement, et des paquets individuels.

Je vous ai assez longuement parlé de ce matériel pour n'avoir pas besoin d'y revenir et je passe au :

FONCTIONNEMENT DU POSTE DE SECOURS

Comme pour toutes les formations, nous aurons à considérer le fonctionnement :

1° Pendant les marches ;
2° Pendant les séjours ;
3° Pendant et après les combats.

1° Pendant les marches.

Dans l'infanterie, les médecins en sous-ordre marchent derrière leur bataillon ; ils ont avec eux les infirmiers du bataillon et la voiture régimentaire, laissant les brancardiers à leur place dans les compagnies.

En cas de fractionnement du corps, au cantonnement, chaque infirmier reste avec la compagnie à laquelle il appartient.

Le médecin-chef marche à la gauche du corps ; il a à sa disposition une voiture d'ambulance omnibus, détachée de l'ambulance, et qui y retourne pendant les séjours.

Devoirs des médecins pendant les marches.

Le service de marche est un des plus importants et des plus difficiles qui incombent au médecin militaire.

Il importe, en effet, pendant ces épreuves pénibles, qu'impose au soldat, chargé comme vous le savez, une étape longue, par une température chaude, de bien distinguer les vrais malades, les hommes fatigués, et ceux sans énergie qui ne manqueront pas de chercher, par tous les moyens possibles, à faire tout ou partie de leur route en voiture.

Il n'est pas de médecin, arrivant nouvellement dans un corps de troupe, qui, dans les marches ordinaires à l'intérieur, n'ait été tâté, si je puis m'exprimer ainsi, par un certain nombre de malins. Il importe de ne pas s'y laisser prendre ; d'autant plus que les places dans les voitures ne sont pas nombreuses, et que si le médecin-chef, dès le début de la route, les laisse envahir par des hommes n'y ayant pas de droits suffisants, il ne lui restera plus, quand la fatigue va venir, de moyen de transport pour les vrais malades, pour les hommes sérieusement fatigués.

Pour éviter ces abus, les médecins des bataillons doivent examiner avec le plus grand soin les hommes qui viennent les solliciter pendant la route. Le médecin qui, trouvant un malade étendu sur le bord du fossé, se disant incapable de continuer son chemin, hésite à descendre de cheval, quelquefois par crainte d'avoir à y remonter, ou par insouciance, ou par fatigue, et se contente de dire à son malade de rester en arrière et d'attendre le passage de la voiture, ce médecin ne tardera pas à être débordé.

Ces prétendus malades vont rester sur le chemin ; quand ils arriveront près du médecin-chef, celui-ci les examinera ; s'il ne les trouve pas malades, il les renverra à leur bataillon, et si ce bataillon est celui de tête, l'homme, en retard de 12 minutes, aura beaucoup de peine à regagner son rang : vous ne sauriez croire combien il est difficile de gagner 12 minutes sur une troupe qui marche.

Qu'arrivera-t-il ? Ou bien l'homme va doubler le pas ; à la halte, au lieu de s'arrêter, il continuera à marcher, et quand il arrivera, le repos terminé, il devra sans interruption se remettre en route, et vous allez avoir un homme fatigué, vraiment fatigué cette fois.

Quand j'étais dans un régiment, je marchais, bien entendu, à la gauche, mais cela ne m'empêchait pas, de temps à autre, de faire une fugue le long de la colonne, en pressant un peu le pas de mon cheval. On voit bien ainsi, en arrivant en arrière, sans que personne soit prévenu, les hommes qui commencent à *traîner* la jambe, comme on dit vulgairement.

Vous vous adressez alors à l'officier, ou même au sous-officier, qui connaissent bien leurs hommes et leur force de résistance, et qui vous donneront d'excellents et utiles renseignements sur le soldat que vous voyez fatigué. Causez alors un instant avec ce soldat, et il vous dira ce qu'il ressent, la cause de sa fatigue. S'il y a lieu, n'attendez pas qu'il sollicite une exemption de sac, ou une place sur la voiture. Offrez-la-lui, et dites-lui d'attendre sur le bord de la route le médecin-chef en lui remettant un mot, un bon pour monter en voiture pendant une ou deux pauses, ou une demande d'exemption du port du sac.

S'il s'agit d'une plaie du pied, essayez d'obtenir — si possible — que l'homme marche jusqu'à la halte, et là, faites-lui retirer sa chaussure et examinez avec soin l'excoriation.

Il faut arriver absolument à obtenir des hommes qu'ils ne s'arrêtent pas pendant la marche, et qu'ils ne sollicitent d'exemptions qu'au moment du repos horaire.

Méfiez-vous de ces soldats qui, au moment de la remise en route, restent assis sur le bord du fossé, ou qui y tombent avec éclat, cinq minutes après la reprise de la marche, sans avoir profité des dix minutes de halte pour venir vous consulter.

Bien souvent, ceux-là escomptent votre insouciance ou l'ennui que vous aurez à descendre de cheval quand vous venez à peine d'y remonter. Si vous faites entre deux haltes une promenade le long de votre bataillon, deux même quand le trajet parcouru est déjà un peu long, ou quand la chaleur devient fatigante, vous éviterez ces *à-coup*, surtout si pendant les dix minutes de repos, vous faites à pied le tour de votre bataillon, en engageant ceux qui souffrent à venir se faire examiner.

Cette manière de faire m'a été bien utile en toutes circonstances, elle m'a permis notamment d'éviter plus d'un coup de chaleur.

Pendant votre promenade, vous apercevez un homme qui marche péniblement, la tête baissée, déjà un peu oscillant : examinez-le. Sa face est pâle, la sueur ruisselle sur son front, on voit qu'il respire difficilement déjà: ce n'est pas là seulement de la fatigue. Si vous laissez cet homme continuer sa route, dans un instant il va s'affaisser, perdre connaissance; il a un coup de chaleur, et vous allez avoir quelque peine et perdre bien du temps à le remettre sur pied.

Si, au lieu de le laisser continuer, vous l'avez fait sortir du rang, ôter son sac, déboutonner sa tunique, s'asseoir un moment sur le bord du fossé, boire quelques gorgées d'eau ou de café, tout cela va se passer dans un instant, et vous vous en tirerez, et l'homme aussi, avec une exemption de sac, pour le reste de la route.

Montrez bien ces symptômes aux sous-officiers, recommandez-leur, quand ils les observeront sur un de leurs soldats, d'agir comme vous venez de le faire, en vous attendant, et vous éviterez bien des coups de chaleur, cette plaie des régiments en marche par le temps chaud, surtout par le temps lourd.

Quand vous aurez montré aux soldats cette sollicitude en les interrogeant, en causant avec eux de leur fatigue, en leur offrant, sans qu'ils la demandent, quand vous en reconnaissez l'utilité, une exemption de sac ou de marche, vous verrez que vous obtiendrez rapidement le résultat à atteindre : pas d'hommes s'affalant dans les fossés pendant la marche, ou tout au moins exceptionnellement, surtout si on sait que vous ne donnez jamais d'exemption sans un sérieux examen.

Soyez assuré que les hommes vous seront reconnaissants de toute marque d'intérêt ; et, comme le disait si justement, en nous quittant récemment, M. le médecin inspecteur général Colin, vous n'aurez pas obligé des ingrats.

Rien n'est plus vrai.

Toutefois il ne faut pas avoir que de la bienveillance et de la bonté, il faut aussi de la fermeté, quelque peu même de sévérité. Certes toutes les marches sont pénibles et plus d'une fois je me suis demandé comment on pouvait, chargé du sac, du fusil et des accessoires, arriver à faire des étapes de 30, 40 kilomètres, quelquefois plus. Il le faut bien, pourtant. On ne peut mettre tout le monde en voiture.

Que fait le médecin-chef pendant la marche ? Derrière le régiment, il reçoit les hommes que vous lui envoyez, porteurs d'un mot de vous ; il fait monter l'homme ou charger le sac sur la voiture, et, tout en continuant la marche, il vérifie votre diagnostic, puis pendant les repos il fait un examen plus complet et, s'il y a lieu, il renvoie à leur compagnie, avec ou sans leur sac, les hommes qui lui semblent capables de reprendre leur route.

Mais s'il ne veut pas laisser devenir trop grande la tentation de solliciter des exemptions, il est une mesure que j'ai toujours prise, avec l'assentiment de mes chefs de corps.

Toutes les fois qu'un homme, pour cause de fatigue ou d'excoriation, montait en voiture, il devait s'attendre à une compensation. Une fois arrivé au gîte, cet homme qui s'était trouvé assez fatigué pour ne pas faire sa route comme ses camarades, ne pouvait, bien entendu, se fatiguer à aller se promener en ville ou dans les villages. C'eût été trop commode ! A la caserne un soldat exempt de service ne sort pas après la soupe du soir ; par analogie, je faisais rester au poste tous ceux qui étaient montés en voiture.

C'est souverain.

Je ne parle pas des hommes atteints d'une maladie aiguë, mais seulement des éclopés et des excoriés.

Avec cette manière de faire qui nécessite, à la vérité, de l'attention et de l'activité, vous amènerez votre régiment au but dans les meilleures conditions possibles, avec son maximum d'effectif, à la grande satisfaction de votre chef de corps, dont vous aurez acquis la confiance en même temps que celle de tout le régiment.

2° SERVICE AU CANTONNEMENT.

Quand on arrive au cantonnement, les médecins en sous-ordre passent la visite dans leur bataillon, à l'endroit indiqué par le colonel au rapport. Le médecin-chef voit les hommes qu'ils proposent pour entrer à l'ambulance ou dans les hôpitaux des localités et signe leur billet d'admission.

Après la visite, il expédie les malades, le soir même, par la voiture omnibus, à l'ambulance qui se chargera de les évacuer, s'il y a lieu, sur l'arrière. Il pourra arriver, lorsque le régiment sera plus rapproché de la gare d'évacuation que l'ambulance elle-même, que le médecin divisionnaire prescrive l'envoi direct des évacuables sur cette gare, pour leur éviter un trajet inutile.

De même aussi, quoique en principe les évacuations doivent être faites le soir, lorsque le départ de l'ambulance n'aura pas lieu de bonne heure, les médecins des régiments pourront passer une nouvelle visite et se débarrasser de leurs malades ou éclopés avant la mise en route.

Si le médecin-chef apprend, pendant sa tournée dans le cantonnement, qu'il existe certaines maisons habitées par des personnes atteintes de maladies contagieuses, il en informe immédiatement le chef de corps, qui prescrit l'évacuation de ces maisons par les hommes qui y sont cantonnés.

Tel sera le service journalier pendant les marches ; mais on ne marche pas tous les jours, et il arrive fréquemment qu'une armée fasse, dans le même cantonnement, des séjours plus ou moins longs. Je ne parle pas des séjours de 24 heures, à titre de repos, où le service est le même qu'en marche, mais les nécessités de la guerre obligent quelquefois une armée, un corps d'armée, ou même un régiment à stationner plusieurs jours au même point.

Service en station pendant les séjours.

Dans ce cas le médecin-chef de service organise une infirmerie régimentaire dans un local approprié.

Il réquisitionne de la literie et tout le matériel nécessaire à l'entretien de ses malades, qui sont mis, ainsi que tout le personnel employé, en subsistance à la section hors rang.

Instruction à donner aux infirmiers et brancardiers pendant les périodes de repos.

Nous retombons dans le service du temps de paix, mais il ne faut pas que cette période de repos relatif soit perdue, et le médecin-chef devra l'utiliser pour l'instruction de son personnel, pour l'organisation des différents services. C'est même par cette organisation qu'il devra commencer, s'il n'a pu la préparer pendant la période de mobilisation.

Il ne faut pas en effet attendre le jour d'une bataille pour constituer les groupes de brancardiers, pour désigner parmi les infirmiers ceux qui seront chargés de telle ou telle fonction.

Il faut tout d'abord connaître et apprécier son monde de manière, par exemple, à ne pas constituer toute une équipe de brancardiers avec des réservistes malhabiles ou ignorants, ou ayant oublié leur profession spéciale. Il faut connaître aussi ses infirmiers pour choisir ceux qui seront les aides immédiats des médecins, qui seront chargés des pansements, ou de la tenue du carnet médical et des fiches de diagnostic; d'autres seront chargés de l'installation des foyers de campagne et d'autres corvées.

N'allez pas croire que vous allez trouver dans votre régiment 12 infirmiers très capables et très débrouillards. Il en est plus d'un qui, après avoir été employé à l'infirmerie pendant son service actif, aura fortement oublié le peu qu'il savait; de plus, le service tranquille d'une infirmerie en temps de paix ne ressemble guère à celui d'un poste de secours pendant une bataille.

C'est toute une instruction à faire, et à faire le plus tôt que vous le pourrez.

Ainsi donc, après avoir reconnu le mieux possible les qualités et les aptitudes de votre personnel, attribuez à chacun la besogne qu'il aura à faire au moment du combat.

Divisez vos brancardiers, dans chaque bataillon, de manière à ce qu'aucune équipe ne soit complètement constituée en éléments incapables.

Puis faites des répétitions, si je puis ainsi m'exprimer.

Que vos infirmiers connaissent bien le matériel dont ils auront à se servir ou à vous pourvoir. Qu'ils connaissent bien tous les objets, même les instruments, par leur nom.

Qu'ils apprennent à faire un foyer de campagne, à allumer rapidement un feu, à faire bouillir les compresses, les tampons, ou les instruments qui doivent être aseptisés.

Qu'ils apprennent surtout à être propres et à ne pas toucher les objets qn'ils pourraient salir et contaminer. Car c'est là le premier point de l'instruction d'un infirmier : ne pas toucher à tout. Je serai presque tenté de dire : ne toucher à rien... avec les mains. Il faut le leur répéter sans cesse pour leur faire bien comprendre toute l'importance qu'on y attache et les habituer à l'usage des pinces et des compresses aseptiques.

Les moins habiles devront savoir nettoyer à fond une gamelle de campement, confectionner les tampons d'ouate ou de gaze et les stériliser par le bouillissage ; préparer des tables improvisées, sur lesquelles vous placerez, au moment venu, votre matériel en ordre ; savoir que les objets de pansement ou les instruments qui vont servir ne doivent jamais être placés à même sur cette table, mais qu'il faut les isoler sur une compresse aseptique.

Si vous avez, parmi vos infirmiers, un ouvrier en bois capable de vous faire un support de brancard, je vous engage fort à l'utiliser pour vous en fabriquer quelques-uns, au moins un par voiture.

Rien, en effet, n'est plus pénible que de panser les blessés sur un brancard placé sur le sol, ou couchés, sans brancard, par terre.

Je me souviens encore, dans nos ambulances de 1870, de l'excessive fatigue que nous éprouvions après avoir passé, pendant des heures entières, d'un blessé à un autre, à genoux.

Outre que cette position est atrocement pénible, elle rend très difficile l'asepsie des mains. Une fois la fatigue venue, on tombe à chaque instant sur les mains en se penchant ; ce sera chaque fois un nouveau lavage, quand on n'oubliera pas de le faire. On aura tort, c'est sûr, de l'oublier ; mais on est si fatigué !

Combien le travail sera plus facile sur un brancard placé à bonne hauteur ; un double pliant en bois, ou quatre supports réunis par des tringles suffiront, et vous n'aurez guère de chance si, dans votre régiment, à défaut d'un infirmier capable, vous ne trouviez pas un ouvrier qui vous fabrique le support indispensable, en attendant qu'on en dote nos voitures régimentaires, ce qui arrivera certainement.

Que si cependant vous n'avez pu vous en procurer, il faut que vos infirmiers sachent vous installer votre brancard à opérations ou à pansements sur les rebords d'un fossé, au fond duquel vous vous tiendrez, ou sur un rebord de talus, ou n'importe où, et à le recouvrir du tissu imperméable pour alèze, qu'un coup de torchon mouillé suffit à nettoyer.

Vous aurez aussi à apprendre à vos aides de chirurgie tout ce qui concerne l'asepsie des mains, des instruments et de tous les objets de pansement qui doivent être en contact avec les plaies : ne craignez pas de leur rappeler que l'avenir d'un blessé dépend beaucoup de l'état des mains qui le touchent.

Vous aurez aussi à refaire l'instruction de vos brancardiers.

Nous leur avons inculqué autrefois d'assez fâcheux principes : nous leur apprenions à distinguer les hémorragies veineuses des hémorragies artérielles, à connaître, pour arrêter ces hémorragies, le trajet des principaux vaisseaux !

C'était trop compliqué. Contentons-nous, en cas d'hémorragie grave, de leur apprendre à appliquer un garrot ; ce sera bien suffisant. Encore vaudra-t-il mieux qu'ils fassent appel, en pareil cas, au médecin auxiliaire qui les dirigera sur le lieu du combat.

Il faut surtout leur recommander de ne pas toucher les plaies, car il est impossible de compter, je ne dirai pas sur l'asepsie, mais même sur la propreté des mains des brancardiers; que s'ils doivent pourtant placer un pansement individuel sur ces plaies, qu'ils en déchirent l'enveloppe, et qu'ils se servent de leur pince hémostatique pour y prendre le plumasseau, le placer sans le toucher sur la plaie, et le recouvrir du tissu imperméable. Il leur sera permis de toucher la bande et de la rouler autour du membre.

Voilà surtout ce qu'il faut que vos brancardiers sachent faire.

Il faut aussi qu'ils soient très exercés à manier des blessés sans les faire souffrir, à les placer habilement, doucement, sur le brancard, à les en descendre, à les charger sur toutes nos voitures, nos cacolets, nos litières.

Vous voyez que vous pourrez utiliser vos séjours. Je souhaite même, pour vous, qu'ils soient assez longs, ou assez nombreux au début, pour vous permettre de compléter l'instruction de ces brancardiers qui ne pourront rendre de réels services que s'ils connaissent sérieusement leur métier.

Vous n'aurez pas de temps à perdre.

Il est une chose encore qu'ils doivent connaître : c'est de distinguer un mort d'un homme évanoui, pour qu'ils ne perdent pas un temps précieux à vous rapporter des hommes tués, en laissant mourir, faute d'être secourus à temps, des moribonds. Mais ce n'est pas au séjour qu'ils pourront l'apprendre ; ce n'est qu'au combat même, après que vous leur aurez pourtant donné, en tous temps, quelques notions théoriques.

3° Service au combat.

Enfin, de marche en marche, de séjour en séjour,

nous arrivons à proximité de l'ennemi, et un soir, le médecin-chef et ses subordonnés, lisent au rapport l'ordre de marche pour la journée du lendemain.

Ordre du chef de corps pour le combat.

Cet ordre comprend la partie de l'ordre du général de la 1re brigade concernant plus spécialement le 1er régiment d'infanterie, auquel votre poste de secours appartient :

Ordre.

« La 1re brigade se mettra en marche demain sur » Niré-des-Landes[1] et les maisons sud de Mazault, pour » enlever le Bois Rogué. Le 1er régiment sera au gros de » la colonne derrière le 2e ; départ à 5 heures.

» *Ordre de marche*: sapeurs, 1er, 2e, 3e bataillon, musique.

» *Formation.* — Colonne de régiment ; les voitures » de munitions et médicales marcheront parallèlement » au régiment et en arrière, sur le chemin de Le Vigneau » cote 89, Niré-des-Landes, Mazault ; elles seront » escortées par une section de la compagnie d'arrière-» garde. Le train régimentaire sera réuni à 6 heures, » à la sortie sud-ouest de Glenouze, sous les ordres du » prévôt de la division, qui le conduira à la station de » Pas-de-Jeu.

1. On trouvera dans cet ordre ainsi que dans ceux qui viendront dans la suite, des noms de villages du centre de la France, ce qui tient à ce que ces ordres ont été donnés pour des manœuvres et non dans des batailles ; mais les choses se passeraient ainsi dans la réalité. J'espère toutefois que les noms auraient changé de désinence. (Note de l'auteur.)

Voir la carte n° 1 à la fin du volume.

» Quand le village de Mazault sera dépassé, le régi-
» ment se placera à gauche du 2ᵉ. Le 1ᵉʳ bataillon
» prendra immédiatement la formation de combat.
» Point de direction : le bois qui est à l'ouest de Tré-
» dilly, dont il s'emparera en même temps que des
» boquetaux au sud-ouest du Bois Rogué.

» Le 2ᵉ bataillon appuiera l'attaque du 1ᵉʳ, en se
» portant sur la droite ; il détachera une compagnie
» pour établir la liaison avec le 2ᵉ régiment.

» Le 3ᵉ bataillon sera réserve de régiment.

» Les voitures de compagnie resteront à Mazault,
» jusqu'à nouvel ordre.

» Le poste de secours s'arrêtera d'abord au nord-
» ouest de Nouzilly, où l'ambulance divisionnaire doit
» se rendre.

» Le médecin-major ne s'installera que lorsque
» l'action sera engagée. La section de munitions doit
» venir à Mouterre-Silly. »

Si je vous ai donné dans tous ses détails un ordre de régiment au lieu de n'y prendre que ce qui concerne exclusivement le service de santé, c'est pour vous montrer ce que sont ces ordres, d'une façon générale.

Toutefois il ne faut pas croire que le médecin-chef ne doive en extraire que la partie relative au poste de secours. Il faut qu'il ait une idée générale de la direction du régiment, de manière à pouvoir le retrouver, si, retenu trop longtemps à son poste, il s'en trouvait, à un moment donné, séparé.

Il faut même qu'il sache exactement la position de chaque bataillon, qu'il se rende compte de l'emplacement du bataillon de réserve où doit se trouver le chef de corps, pour pouvoir lui envoyer un de ses subordonnés et provoquer des ordres, s'il y a lieu.

Dans l'ordre que vous venez de lire, le colonel a

donné exactement le lieu où le poste de secours doit s'installer ; il laisse le médecin-major libre, non de déterminer l'emplacement, mais seulement de choisir le moment où il devra entrer en action.

Dans d'autres cas où la situation lui paraîtra moins nette, parce que l'objectif sera moins bien précisé, l'ordre relatif au poste de secours pourra être conçu différemment, par exemple dans ces termes :

« Le poste de secours suivra d'aussi près que pos-
» sible la réserve du régiment. Le médecin-major l'ins-
» tallera dès que les circonstances l'y obligeront. Il
» informera les bataillons de l'emplacement qu'il aura
» choisi. »

Dans ce cas vous voyez que l'initiative du médecin-chef est complète.

Vous voici donc en route, à l'heure indiquée dans l'ordre du régiment. Vous avez, je suppose, 10 kilomètres à faire, pour arriver au point où l'on doit prendre une formation préparatoire de combat à l'approche de l'ennemi.

C'est, pour vous, le service de route normal, chaque médecin, avec son personnel et son matériel, marchant à sa place réglementaire.

Une fois arrivé au point indiqué, à Mazault, le premier bataillon, tout en continuant sa marche, prend la formation qui lui a été prescrite.

Constitution du poste de secours ; son fonctionnement pendant la période préparatoire du combat.

Le groupe médical, médecins, infirmiers, brancardiers, voiture régimentaire, s'arrête sur le côté de la route, en dehors s'il le peut, s'efforçant de gêner le moins possible le passage du bataillon suivant.

Le 2e groupe s'arrête à son tour, et quand le 3e bataillon est passé, le poste de secours est tout entier réuni entre les mains du médecin-chef de service, auquel viennent se joindre les musiciens sous le commandement du chef de musique.

Nous sommes encore loin de l'ennemi, à trois ou quatre kilomètres, suivant les dispositions du terrain ou suivant les ordres donnés.

Si le médecin-chef a pris, comme je vous l'ai dit, ses mesures d'organisation d'avance, chacun s'est mis à sa place, chaque infirmier sait ce qu'il a à faire; les brancardiers se réunissent en groupes déterminés, et savent où ils doivent se placer dans le groupe médical.

Avant de se ranger, infirmiers et brancardiers mettent leurs sacs dans les voitures régimentaires et reçoivent les brancards et les musettes qu'ils distribuent suivant les ordres.

C'est l'affaire d'un instant et vous n'aurez pas perdu de temps. Vous n'en avez du reste pas à perdre, car pendant la prise de formation de combat, c'est à peine si le régiment s'est arrêté.

Il faut le rejoindre sans tarder.

Une difficulté peut, dès ce moment, se présenter.

Tout d'abord un autre régiment peut suivre la même route et vous couper de votre corps de troupe, ce qui n'arrivera pas si, connaissant la direction que doit suivre la réserve du régiment, en quittant le chemin, vous avez eu soin de vous placer du bon côté de la route.

Autre difficulté, celle-ci plus sérieuse.

Il y a bien des chances pour que le régiment, dans sa marche d'approche, ne suive pas toujours une direction parallèle à la route; or, vos voitures médicales sont incapables de suivre, pendant un trajet quelquefois assez long, la troupe à travers champs. Il y a trop d'obstacles de toute nature, provenant des fossés de séparation des propriétés, des moissons encore sur pied, de l'état du terrain détrempé, que sais-je ? Vous allez donc être obligé de vous séparer de toutes vos voitures, en leur faisant suivre un chemin par lequel elles pourront vous rejoindre.

Si vous les abandonnez à elles-mêmes, ou même si vous leur dites de s'attacher aux voitures de munitions, rien ne dit qu'un obstacle imprévu ne va pas les arrêter, qu'elles ne prendront pas une fausse direction, et quand le moment sera venu de recourir à vos paniers, vous n'aurez rien, et vous perdrez un temps précieux en recherches.

Vous me direz qu'avec la précaution que vous avez prise d'ordonner à vos conducteurs de suivre les voitures de munitions, si les vôtres s'égarent, c'est que les autres seront égarées, et comme elles ont, au point de vue du combat, une importance plus capitale que les voitures médicales, on ne peut guère faire une telle supposition. C'est vrai, et il est à croire que les voitures de munitions seront surveillées d'assez près pour que pareille aventure ne soit guère à craindre. Cependant, les voitures de munitions ont, devant elles, un temps que vous n'avez pas, car les soldats ont pas mal de cartouches à brûler avant d'avoir besoin de leurs réserves, tandis que vos premières cartouches, à vous, sont dans vos voitures.

Il faut donc y faire grande attention pour n'être pas pris au dépourvu.

Vous connaissez la ligne générale de direction ; vous voyez sur votre carte si quelque chemin, en faisant un détour, vous ramène sûrement votre matériel avec une perte de temps que couvrira largement l'intervalle qui s'écoulera entre les premiers coups de feu et l'arrivée des premiers blessés. Dans ce cas, faisant guider votre convoi par un aide-major monté, capable en cas d'alerte de venir vous retrouver à travers champs, vous le laissez suivre la route, en lui indiquant sur la carte où il devra vous rejoindre ou s'arrêter.

Si, au contraire, vous aviez quelque inquiétude, quelque crainte de ne pas être rejoint à temps, déchargez un panier n° 2 et un panier n° 3. C'est une affaire de 25 kilogs par panier; deux brancards et quatre hommes, au besoin huit, vous suffiront pour avoir derrière vous les appareils et les instruments nécessaires pour commencer à opérer, et de quoi faire environ 350 pansements, y compris vos musettes, vos équipements d'infirmiers et vos sacs d'ambulance.

Cela constituera vos premières munitions qui vous permettront d'attendre, en cas d'incident, vos réserves, qu'un aide-major un peu habile ne manquera pas de vous amener à temps, même s'il rencontre des difficultés.

Mais supposons que tout a bien marché. Vous n'avez pas tardé, ayant bien pris d'avance toutes vos précautions d'organisation, à regagner votre place, près de la réserve du régiment qui, du reste, ne marche pas bien vite.

Vous avez entendu le feu de l'artillerie, vous avez pu suivre, de l'œil, les lignes de tête gagnant la crête qui est devant vous. Puis, pendant que ces lignes dévalent de l'autre côté de cette crête qui ne tarde pas à vous les masquer, vous allez vous trouver arrêté avec les réserves du régiment qui doivent le plus longtemps possible se dissimuler à la vue de l'ennemi. Des coups de fusil vont se faire entendre; ce sont les éclaireurs qui engagent le feu.

Dans quelle situation vous trouvez-vous à ce moment ?

Au moment où le régiment a pris sa formation, vous étiez, avons-nous dit, à trois ou quatre kilomètres des lignes ennemies qui, retranchées derrière des abris, en avant de la position qu'elles veulent défendre, vous attendent de pied ferme.

Le régiment commence à entrer dans la zone du feu de l'artillerie ennemie (4.000 mètres). Les deux bataillons d'attaque sont en avant ; deux compagnies de tête par bataillon dirigent la marche, échelonnées par sections de manière à offrir le moins de prise aux projectiles de l'artillerie.

Elles détachent en avant d'elles quelques éclaireurs marchant en ligne. Les deux autres compagnies, dans chacun de ces bataillons, servent de réserve au bataillon ; le 3e bataillon, en arrière, constitue la réserve du régiment, avec laquelle marche le colonel, tout près du poste de secours.

On avance par bonds de 100 mètres environ ; lorsque le feu s'accentue, les deux compagnies de tête renforcent leurs éclaireurs, et quand on est à 700 mètres environ des tirailleurs ennemis, ces deux compagnies sont tout entières en ligne, formant ce qu'on appelle la chaîne.

A ce moment le feu s'engage plus sérieusement, et la marche en avant va être tout à fait lente.

Installation du poste de secours : choix de l'emplacement.

Le moment va venir de s'occuper de l'installation du poste de secours.

La chaîne, je viens de vous le dire, est à 700 mètres de l'ennemi, les réserves des bataillons sont à 4 ou 500 mètres en arrière; la réserve du régiment, 300 à 600 mètres plus loin: 15 à 1.800 mètres des lignes ennemies.

Il vous arrive déjà des blessés, en petit nombre à la vérité. A cette distance, les tirailleurs ne se font pas grand mal, mais, outre les blessés de cette ligne, vous en recevrez un certain nombre des réserves, sur lesquelles l'artillerie tire un peu au jugé, car ces réserves se masquent autant que possible, et se déplacent de droite à gauche, quand les projectiles leur paraissent menaçants.

Ne vous empressez donc pas de prendre encore une installation sérieuse, vous vous y laisseriez à tort immobiliser.

Avec le matériel dont vous disposez, vos trousses, les musettes, les sacs, au besoin les paniers n° 2 et n° 3 que vous avez emportés, vous parerez largement aux premiers besoins.

Toutefois, pour ne pas vous laisser prendre à l'improviste, rien ne vous coûte de faire préparer, à un endroit bien choisi, des foyers de campagne, après avoir déterminé exactement l'emplacement où vous vous établiriez si vous y étiez obligé.

Et comment allez-vous déterminer cet emplacement?

Tout d'abord à l'abri, autant que possible, du feu de l'artillerie et bien défilé des vues de l'ennemi. Surtout n'allez pas vous mettre derrière un mur qu'un ou deux obus pourront démolir, en vous couvrant, vous, vos blessés et votre personnel, de ses débris, multipliant ainsi le nombre des projectiles. Ne vous placez pas sous un gros arbre, sous un hangar, ni dans une carrière, par exemple, pour la même raison. L'inconvénient ne serait pas le même, si ce mur, ce hangar, cet arbre, cette carrière se trouvaient abrités eux-mêmes par un groupe de maisons servant de protection assurée.

Mais restez, à moins que le temps ne s'y oppose absolument, en dehors des maisons; le poste de secours doit être très mobile, facilement abordable, facilement évacuable, tout entier sous l'œil du médecin-chef, toutes conditions que n'offre guère une maison. Une grande cour de ferme, ou de vastes bâtiments industriels, bien ouverts, seraient plus convenables. Par le beau temps, le grand air est ce qu'il y a de mieux, dans un champ, au sol mou, capable de diminuer l'effet des obus.

Placez-vous, c'est encore très important, à proximité de l'eau, car votre faible réserve sera rapidement épuisée. Une fontaine, un puits, un ruisseau d'eau courante, vous rendront les plus grands services.

Voilà donc votre endroit trouvé pour le cas où vous vous fixeriez en ce point; mais très vraisemblablement vous allez marcher de l'avant, non pas très loin, car le combat d'approche durera des heures et encore des heures, sans qu'on avance de plus de 2 ou 300 mètres; mais 300 mètres c'est beaucoup, pour des blessés qui se traîneront à pied jusqu'à vous, et pour vos brancardiers qui reviendront chargés; pour eux, c'est 600 mètres avec l'aller et le retour, et c'est une distance avec laquelle il faut compter.

Vous vous serez donc contenté de panser vos blessés qui arrivent en petit nombre de 8 à 10 heures, 10 h. 1/2 du matin, laissant la réserve s'avancer de 100 puis de 200 mètres.

Relais d'ambulance, son fonctionnement.

Pendant ce temps, votre aide-major, qui vous a rejoint, vous a informé que la voiture omnibus, qui constitue le *relais d'ambulance*, est restée sur le chemin vicinal, à votre droite, à 400 mètres environ ; il vous indique exactement son emplacement.

Rappelez-vous que cette voiture, que ce relais d'ambulance, qui constitue, entre l'ambulance et vous, un intermédiaire important, est sous vos ordres, qu'elle ne doit se déplacer qu'en même temps que votre poste de secours; mais ne perdez pas de vue qu'à chacun de ses mouvements, l'ambulance doit être prévenue.

Le relais d'ambulance constitue, en effet, le point où les brancardiers régimentaires, ou plutôt les musiciens qui sont chargés spécialement de ce service, transportent les blessés du poste de secours et rencontrent les brancardiers d'ambulance auxquels ils les confient.

Au relai finit le territoire du poste de secours et commence celui de l'ambulance ; il est donc absolument indispensable qu'il ne change pas de place sans que les deux chefs de service le sachent, pour éviter des voyages inutiles des brancardiers de l'une ou de l'autre formation.

Or, comme le déplacement du relais est subordonné surtout aux mouvements du poste de secours, il est naturel que le médecin-chef du service régimentaire dirige la voiture omnibus, à charge par lui de faire prévenir de tout déplacement le médecin-chef de l'ambulance, par l'intermédiaire des brancardiers régimentaires et d'ambulance, qui se rencontrent au relais.

Dans le cas où cette communication ne pourrait se faire par ce procédé, il faudrait laisser, au moment du départ, un planton chargé de donner aux brancardiers ou aux soldats du train les indications nécessaires. Ceux-ci en rendraient compte au médecin-chef, à leur retour à l'ambulance.

Toutefois, le médecin divisionnaire chargé de la

police sanitaire du champ de bataille peut, s'il trouve que le relais d'ambulance, soit dans l'intérêt du poste de secours, soit dans celui de l'ambulance, soit pour ne constituer qu'un relais unique pour deux corps de troupe accolés, ce qui simplifie beaucoup le service, n'est pas placé pour le mieux, il peut le déplacer, mais en fait immédiatement informer les chefs de service intéressés.

C'est donc là que vous avez envoyé les blessés plus ou moins nombreux que vous avez pansés pendant cette première période.

Puis quand vous avez vu votre réserve de régiment à 200 mètres en avant, vous l'avez rejointe avec votre personnel, laissant provisoirement à leur emplacement le relais et vos voitures médicales.

A ce deuxième moment vous êtes à 13 ou 1,600 mètres des tirailleurs, à 2.500 ou 2.800 mètres de l'artillerie de l'ennemi, et à une distance de la chaîne de votre régiment qui peut varier de 700 à 1100 mètres, selon les intervalles ordonnés.

Le feu est plus nourri, parce que la chaîne, qui a avancé de 200 mètres, n'est plus qu'à 500 mètres des tirailleurs ennemis.

Il est temps d'installer votre poste de secours d'une façon plus solide, car des blessés arrivent et vous apprennent qu'il y a déjà un bon nombre d'hommes restés sur le carreau.

Cherchez donc, sans tarder, un emplacement favorable, si déjà vous n'avez, soit à l'aide de la carte, soit par vous-même, pendant que vous étiez presque au calme, déterminé cet emplacement, ou s'il ne vous est pas indiqué par un ordre du colonel, qui est sur les lieux avec sa réserve.

En même temps, faites avancer sur la route, le plus près possible, la voiture omnibus.

Faites aussi approcher vos voitures régimentaires plus près encore, en leur faisant employer un chemin plus ou moins carrossable.

Certes, vous pourriez, n'étant pas très loin de ce chemin carrossable, faire venir vos voitures à travers champs ; mais supposez que le régiment soit obligé de battre en retraite, vos voitures ne s'en tireront jamais ou au moins très difficilement, et vous vous exposez à perdre votre matériel.

Laissez-les donc sur un chemin ; si mauvais et si étroit soit-il, elles arriveront toujours à démarrer en cas d'alerte, ce qui pourrait ne pas arriver à travers champs. Ce ne sera pas une grande peine de transporter de 150 à 200 mètres les paniers et le reste du matériel qui vous sera nécessaire.

Vous voici installé ; il faut agir rapidement.

Il est bien entendu qu'avant le début des opérations, vous avez classé tout votre monde, chacun connaît sa place et la besogne qui lui incombe. Les infirmiers, dans chaque bataillon, savent lequel sera chargé des fiches de diagnostic et de la tenue du carnet, lequel devra prendre le matériel, préparer les solutions antiseptiques, sera, en un mot, l'aide de chirurgie, lequel sera préposé à l'entretien du foyer, à l'ébouillantement des pièces de pansement, à la préparation des tisanes, etc.

Rôle des musiciens.

Les musiciens savent qu'ils doivent se préparer à transporter les blessés pansés et incapables de marcher, du poste de secours au relais d'ambulance, tant qu'il sera impossible aux voitures d'ambulance et aux mulets d'arriver jusqu'au poste de secours lui-même.

Quant aux brancardiers, réunis toujours par bataillon, par groupes bien calculés, ils savent quelle zone ils doivent explorer. Normalement, chaque série devrait relever les blessés du bataillon correspondant; toutefois, il est très évident que vous ne laisserez pas inactifs les brancardiers du bataillon de réserve; vous les enverrez sur le champ de bataille, tout comme les autres, mais il est bon qu'ils soient prévenus que, d'un moment à l'autre, ils pourront être obligés de se porter sur un autre point pour suivre leur bataillon, si le colonel en donne l'ordre.

Zone d'exploration des brancardiers.

Et maintenant, quelle va être la *zone d'exploration des brancardiers ?*

Le règlement n'a pas toujours été aussi formel qu'aujourd'hui; et vous entendrez encore dire plus d'une fois que les brancardiers doivent aller relever les blessés jusque sur la chaîne.

C'est certainement très crâne, mais le devoir est-il là ?

Bien des raisons imposent à cette question une réponse négative.

Les partisans de l'envoi du médecin et des brancardiers sur la ligne de feu prétendent que le combattant qui est exposé aux projectiles doit pouvoir compter sur des secours immédiats, s'il vient à être frappé. La présence du médecin et des brancardiers doit lui imposer confiance. C'est là, évidemment, un de ces arguments auxquels on ne peut guère répondre. Toutefois est-il permis d'observer que, si les brancardiers sont sur la ligne de feu, groupés comme ils le sont forcément, au lieu d'être isolés comme les tirailleurs, ils offrent beaucoup plus de prise aux coups de l'ennemi, et avant qu'il soit longtemps, ils seront eux-mêmes par terre, et incapables de relever, ni sur la ligne, ni plus loin, les combattants blessés.

On a dit aussi qu'il est important d'éloigner au plus tôt les blessés, qui, par leurs cris de douleur et l'aspect de leurs blessures, impressionnent péniblement les combattants de la chaîne et risqueront de les démoraliser.

La raison n'a guère de valeur, les blessés qui tombent conservent souvent assez d'énergie et de force, même avec des lésions graves, pour s'éloigner de la ligne où l'on reçoit les projectiles. On reste étonné de voir de quelle manière, avec une cuisse fracassée ou telle autre blessure importante, des hommes ont pu, pour se mettre à l'abri des balles ennemies, se traîner jusqu'à un fossé, ou derrière un abri quelconque.

Ceux qui restent sur place sont ceux que la stupeur a comme foudroyés; ils sont dans un état d'anéantissement qui ne leur permet guère de pousser des cris bien perçants. Les tirailleurs occupés de charger et de tirer ne les entendent guère, et n'ayant pas leur attention attirée, ne les regardent pas.

Il en sera tout autrement si les brancardiers s'approchent. Ils vont remuer ces blessés jusqu'ici dans la torpeur, ils les en éveilleront par des mouvements, par la recherche de la blessure, par l'application d'un pansement, par le placement sur le brancard. C'est alors que le blessé va crier ! C'est alors que l'attention va être attirée sur lui ! Les tireurs voisins vont questionner, vont regarder, l'impression sera bien plus vive que si l'homme était resté par terre, muet. Soyez sûr que les assistants penseront à toute autre chose qu'au bonheur d'avoir tout près d'eux des infirmiers et des brancardiers dévoués !

Et le chef, qui verra l'impression produite sur ses hommes, certes ne criera pas aux brancardiers de s'en aller, parce qu'il paraîtrait cruel de priver un malheureux des secours qui lui arrivent, mais en dedans de soi, il voudrait bien les voir en arrière.

Il y a plus encore. Les réserves se dissimulent, je vous l'ai dit, autant qu'elles le peuvent, aux vues de l'ennemi, et quand les soutiens viennent renforcer la chaîne, ils restent le plus longtemps possible cachés, pour éviter des coups d'abord, mais aussi pour ne pas donner d'indication sur la position de ces réserves.

Les allées et venues incessantes des brancardiers, auxquels les détours procureraient un surcroît de fatigue, ne manqueront pas de fournir à l'ennemi des renseignements précieux, et pour le résultat assez mince que vous obtiendrez en relevant, un peu plus hâtivement, un certain nombre d'hommes blessés, par suite inutiles au point de vue de la guerre, vous allez attirer le feu de l'adversaire sur les réserves qui n'attendent que le moment de se mettre en marche, et faire blesser ou tuer des hommes avant qu'ils soient entrés en ligne.

Vous allez, pour le commandement qui a en vue surtout, et avec raison, le succès, pour lequel l'homme valide seul compte, être considérés, médecins et brancardiers, comme des gêneurs, dévoués, c'est sûr, philanthropes, c'est certain, mais enfin comme des gêneurs, même dangereux.

C'est pour obéir à ces considérations importantes que le règlement a sagement décidé que les brancardiers exploreront la zone comprise entre les réserves de bataillon et la réserve du régiment.

Cela veut-il dire que médecins, infirmiers et brancardiers n'aborderont jamais la ligne de feu? Non pas; car le règlement ajoute que la zone qui s'étend entre les lignes de feu et les réserves de bataillon est explorée aussitôt que les circonstances le permettent.

Or le commandement se fera juge de ces circonstances, et si l'officier qui commande la chaîne croit la présence d'un médecin et des brancardiers nécessaire, fût-ce au plus fort du feu, il n'aura qu'un mot à dire pour que le personnel du service de santé s'y transporte ; il peut se faire aussi que, l'action se déplaçant, le feu se ralentisse, il y aura alors moins d'inconvénient à ce que la zone explorée se rapproche de la chaîne.

Derniers conseils aux brancardiers.

La question est donc aujourd'hui bien réglée, et au moment de la mise en route des brancardiers, vous aurez donné vos instructions au médecin auxiliaire qui les dirige, qui devra se porter de groupe en groupe pour résoudre les situations difficiles, devant lesquelles les brancardiers abandonnés à eux-mêmes pourraient être fort embarrassés : mort apparente, application d'un garrot pour une hémorrhagie, placement sur le brancard de blessés nécessitant des précautions particulières, etc., etc.

Rappelez aux brancardiers, à chaque instant, les dangers qu'ils feront courir aux blessés en touchant leurs blessures avec des mains sales, répétez-leur souvent ce que veut dire main sale, en chirurgie. Qu'ils touchent le moins possible aux plaies, et seulement quand ce sera indispensable, qu'ils aient fréquemment recours au médecin auxiliaire.

Un détail encore. Nous avons tous vu, pendant la guerre de 1870, avec quel manque de précautions, pour rechercher une blessure, on déchirait le vêtement de l'homme.

Dressez vos brancardiers, sinon à découdre, ce qui serait trop long, du moins à couper le long des coutures, les vêtements et surtout le pantalon. Songez qu'on n'en aura pas de rechange à foison, et que, au poste de secours, puis dans le transport à l'ambulance, de là à l'hôpital de campagne ou à l'hôpital d'évacuation, c'est-à-dire pendant un jour, deux jours, peut-être davantage, le blessé sera découvert, si on arrache à tort et à travers, par exemple, une jambe de son pantalon. Si au contraire on l'a décousue, ou coupée dans le sens de la longueur, deux ou trois épingles vont suffire, après le pansement, pour recouvrir le membre et éviter, je ne dis pas des accidents graves, mais une réelle souffrance.

Détails, direz-vous. — C'est vrai ; mais essayez, vous, bien portant, de passer une nuit un peu fraîche, avec un pantalon n'ayant qu'une jambe, et vous vous rendrez compte que le détail n'est pas sans valeur.

Bref, voilà vos brancardiers partis. Ils vont bientôt vous rapporter des blessés. Vous en recevez déjà, du reste, qui ont pu venir seuls ; les caporaux brancardiers ont veillé au relèvement des armes, ils les ont déchargées et rapportées ; ils ont fait aussi charger les sacs sur les brancards : ce serait en effet une grande privation pour le blessé de n'avoir plus aucun de ses effets : encore un détail qu'il ne faut pas négliger.

Vous allez faire vos pansements.

Pansement des blessés au poste de secours.

Tout est prêt ; vos foyers sont depuis longtemps allumés, à l'aide du bois que vous avez trouvé aux environs ou de celui que vous avez eu la précaution de faire placer dans vos voitures. Vous avez fait préparer des boissons rafraîchissantes et stimulantes. Vous avez fait bouillir des compresses, fait préparer des solutions antiseptiques ; vos médecins partagés en groupes, avec leurs infirmiers désignés d'avance, ont les paniers qui doivent leur servir ; votre matériel est déchargé, tout au moins celui d'une voiture, au maximum de deux, à cause des tonnelets et des bidons dont vous n'avez jamais trop, tandis que les pansements d'une seule voiture suffiront pour le début. Dans tous les cas, conservez une voiture intacte, capable de partir au premier signal. Vos supports de brancards sont montés, si vous en avez, ou bien vous avez fait préparer des talus qui vous permettront de travailler debout, pouvant passer de l'un à l'autre.

Un blessé étant pansé, vous passez au brancard d'à côté pour qu'on puisse enlever le premier, et le remplacer par le suivant pour chacun des groupes d'opérateurs.

Je vous engage fort, tant que tous les médecins seront réunis, à en désigner un chargé plus spécialement du triage, de manière à ne vous envoyer tout d'abord qu'une série d'hommes atteints de blessures simples, parce que de cette manière vous allez pouvoir opérer, tous chacun de votre côté, et déblayer rapidement le terrain.

Il est bien entendu, pourtant, que ceux atteints de plaies avec hémorrhagies seront vus en tout premier lieu.

Quand le terrain se déblaiera, votre médecin examinateur vous enverra les plaies plus compliquées, nécessitant la réunion de deux ou plusieurs médecins, ainsi que les hommes à opérer d'urgence. Mais, de grâce, ne vous laissez pas emporter par un tempérament chirurgical inopportun. N'opérez que les cas urgents, absolument urgents. Laissez pour d'autres les opérations qui peuvent attendre. Vous perdriez trop de temps, et vous vous exposeriez à être débordé, à ne pas faire à temps vos évacuations, et à voir votre poste de secours encore encombré quand viendra le moment de vous déplacer.

De temps en temps interrompez vos pansements simples, pour ne pas laisser non plus s'accumuler les blessés graves, et quand votre médecin préposé au triage vous préviendra qu'il en est temps, réunissez-vous en consultation, et examinez avec vos collaborateurs les blessés qui présentent de sérieuses difficultés de diagnostic ou de traitement immédiat.

Ce sera une sorte de repos, sans temps perdu.

Chaque blessé examiné et pansé sera muni de sa *fiche de diagnostic*, que chaque infirmier secrétaire remplit, en même temps que le carnet médical, sous la dictée du médecin, pendant la durée du pansement.

Vous connaissez ces fiches de diagnostic : blanches pour les intransportables, rouges pour les transportables.

Je n'ai pas besoin de vous redire les indications qui doivent être remplies, mais il n'est pas inutile de vous rappeler que les renseignements inscrits doivent être aussi exacts et aussi circonstanciés que possible, pour éviter aux médecins qui visiteront les blessés à l'ambulance de refaire inutilement des pansements déjà complets.

Les blessés, en effet, ont une tendance à demander incessamment qu'on refasse leur pansement, dans l'espoir qu'un nouvel examen, ou un nouvel appareil, calmeront leurs souffrances. Or vous savez, comme moi, que la multiplicité des pansements est nuisible à tous les points de vue.

Toutes ces mesures prises, les blessés seront, sans tarder, dirigés sur le relais d'ambulance, où vous avez détaché un médecin, tout au moins un médecin auxiliaire choisi parmi les plus capables, dont la mission consiste à surveiller le transbordement des blessés que viennent prendre les brancardiers de l'ambulance.

Il sera aussi chargé de la communication entre le médecin-chef de l'ambulance et le médecin-chef du poste de secours, souvent aussi entre le médecin divisionnaire et ces deux chefs de service. C'est lui qui, d'après vos ordres, mettra le relais en mouvement.

Mais pour assurer bien régulièrement et sans perdre de temps cette mise en route des blessés, il importe que vous apportiez beaucoup d'ordre dans le classement des blessés pansés.

Classement des blessés pansés.

Les uns, en effet, doivent pouvoir s'en aller à pied; d'autres devront être transportés, mais à un certain nombre le cacolet suffira, tandis que d'autres exigeront d'être transportés couchés en brancards ou en litières.

Prenez donc vos dispositions, pour qu'un emplacement déterminé, marqué par un poteau indicateur ou par un homme intelligent, soit réservé à chacune de ces catégories de blessés.

Les groupes divers de transporteurs viendront les prendre sans hésitation, et sans qu'il y ait besoin de refaire d'une façon constante un triage nouveau, exigeant la présence d'un médecin.

Le chef ou le sous-chef de musique dirigeront parfaitement ce mouvement et le chargement, dans chaque emplacement déterminé, des blessés sur les cacolets, les litières ou les brancards, ou la mise en route à pied, accompagnant un autre groupe, de ceux qui sont simplement éclopés ou faiblement blessés aux membres supérieurs.

De l'asepsie au poste de secours.

Je n'ai pas la prétention de vous apprendre à traiter vos plaies selon les règles actuelles de la chirurgie. Cependant j'ai quelque raison de craindre que vous ne vous rendiez pas très bien compte de ce qu'est un poste de secours, ou même une ambulance, pendant le combat.

J'ai lu, ou entendu formuler bien des critiques sur les résultats obtenus par les médecins militaires dans les campagnes passées, critiques qui me prouvaient qu'on ne faisait pas suffisamment la différence entre la salle d'opération d'un hôpital et l'installation d'une formation sanitaire.

Rien en effet ne se ressemble moins. C'était déjà très différent autrefois, ce le sera davantage encore désormais avec l'asepsie et l'antisepsie.

D'un côté, le chirurgien bien préparé à l'opération qu'il va pratiquer, ayant d'avance pris ses soins de propreté plus complets encore, si possible, le jour d'opérations que les autres.

Il est frais, reposé. Il arrive, souvent sans avoir vu d'autres malades capables de l'infecter, dans une salle préparée de longue main, entouré de son chef de clinique, de ses internes, de ses externes, tous gens capables et bien dressés aux exigences du maître.

Les instruments sont prêts, sans qu'il en manque un ; les appareils et objets de pansement sont disposés sur des tables *ad hoc*, le tout a passé à l'étuve. Chaque opérateur se brosse les mains, les ongles et les avant-bras pendant plusieurs minutes.

Le blessé est apporté tout endormi, et on pratique une, deux, quelquefois trois opérations. Aucune faute n'est commise. Le silence règne partout, et avec lui le calme et la tranquillité parfaite.

De l'autre côté, au poste de secours ou à l'ambulance, les médecins, agissant presque toujours individuellement, entourés d'aides souvent peu capables, bien inférieurs en tout cas aux internes et externes des hôpitaux, ont suivi leur régiment, à cheval jusqu'au moment du combat. Ils sont couverts de sueur et de poussière ou trempés par la pluie et la boue.

La salle d'opérations, c'est, ou un champ, ou une mauvaise chambre quelconque de ferme, ou une salle d'atelier industriel ; la table d'opérations, un brancard servant à tous les blessés successivement ; la table aux instruments, un autre brancard, ou une planche prise au hasard.

Je ne vous parle pas du calme et du silence, ni de deux ou trois opérations. Il faut les multiplier par cent, car on peut bien donner le nom d'opération à une recherche de projectile.

Le chirurgien frais et dispos se transforme en un médecin fatigué, qui a passé la nuit au bivouac et qui a fait déjà son étape avant de se mettre au travail.

Vous voyez, sans que j'insiste, la différence des tableaux.

Est-il besoin de parler des suites de l'opération ?

D'un côté encore, l'opéré roulé jusqu'à son lit, quelquefois dans une salle spéciale, et jouissant d'une tranquillité complète ; de l'autre, l'opéré remis sur son brancard, transporté au relais et, suivant les circonstances, à l'hôpital de campagne ou à l'hôpital d'évacuation, d'où il repartira encore, ou pour un hôpital auxiliaire sur place, ou pour un hôpital de l'intérieur, par les trains sanitaires.

Il n'y a donc guère lieu de s'étonner si les suites ne sont pas les mêmes dans les deux cas.

Mais comme il faut prendre les choses comme elles sont, et non comme elles pourraient être, il faudra bien vous accommoder aux circonstances dans lesquelles vous vous trouverez.

Si grandes que soient les difficultés en présence desquelles vous serez pour examiner vos blessés et les panser d'une façon correcte et vraiment chirurgicale, elles ne sont pas insurmontables. Si vous ne pouvez pas, en tous cas, atteindre la perfection, comme dans un hôpital bien installé, vous avez le devoir de faire pour le mieux. Et vous pourrez encore beaucoup, car vous êtes loin d'être désarmés, surtout si vous pensez, comme certains chirurgiens de grande valeur, qu'il n'est pas indispensable, pour faire d'excellente chirurgie, d'avoir des installations luxueuses, des salles d'opérations particulières pour tel ou tel genre d'affections.

Il est encore des chirurgiens qui se contentent de ce qu'ils trouvent, et les praticiens des petites villes et des campagnes, s'ils ne se lancent pas dans les opérations les plus complexes sur le foie, l'estomac ou d'autres organes profonds, ont encore bien des succès opératoires, tout en fonctionnant dans des milieux qui se rapprochent, quoique encore d'assez loin, de nos formations sanitaires.

Je ne saurais trop vous engager à lire, à ce propos, un travail de notre collègue le médecin-major E. Forgues sur l'antisepsie dans la chirurgie d'armée. Il traite d'une manière très précise et très complète cette question si importante et si neuve [1].

Je reviens au fonctionnement de notre poste de secours.

Vous avez pansé, vous avez placé des appareils de contention, vous avez opéré d'urgence, soit en régularisant des amputations, soit en faisant des ligatures pour arrêter des hémorrhagies incoërcibles, et pendant le même temps, vos évacuations vers l'ambulance se sont faites, presque sans vous, si vous avez bien pris vos dispositions.

Le poste de secours a fonctionné dans les meilleures conditions, car vous avez tout votre personnel réuni autour de vous, vos trois médecins de bataillon et un médecin auxiliaire, puisque les deux autres sont partis, l'un avec les brancardiers, et le troisième au relais d'ambulance.

Autant que possible changez leurs attributions au bout de quelques heures, le service étant très différent pour les trois situations.

Fractionnement du poste de secours.

Bref, vous étiez cinq médecins au poste de secours, et tout devait marcher à merveille.

Mais le moment va venir où cette situation trop commode prendra fin. Le combat dure depuis le matin à neuf heures ; vers deux heures du soir, je suppose, le colonel va recevoir du général commandant la division l'ordre de mettre en mouvement le 3e bataillon qui est resté jusque-là en réserve.

1. *De l'antisepsie chirurgicale dans les formations sanitaires de l'avant*, par E. Forgues, médecin-major de 2e classe, professeur à la Faculté de médecine de Montpellier.

La destination du 3e bataillon peut être variable : ou bien il va purement et simplement renforcer la chaîne, parce qu'elle faiblit ou parce que le général veut pousser plus vigoureusement l'attaque à un moment donné, en voyant l'ennemi hésitant.

Ou bien, il va se porter au secours du 2e régiment de la 1re brigade, qui fait mine de céder.

Ou encore, il va recevoir l'ordre de se porter sur la gauche, et de tenter une attaque sur le flanc droit de l'ennemi.

Quelle va être dans ces trois hypothèses la conduite du médecin-chef de service ?

Dans la première, il n'a rien de plus à faire ; la situation du poste de secours ne sera modifiée que par l'arrivée d'un nombre plus grand de blessés, à cause du renforcement de l'effectif.

Peut-être même, l'action devenant plus violente, les régiments de première ligne vont-ils fournir un nombre si considérable de blessés que le poste de secours pourra bien être débordé, tandis que vous aurez derrière vous, à petite distance, des médecins de la brigade de réserve qui restent tranquilles en position d'attente.

Le médecin divisionnaire, qui connaît votre situation, pourra, dans ce cas, adresser à son général des propositions tendant à faire détacher momentanément à votre poste de secours un ou deux médecins en sous-ordre de ces régiments. Il n'est pas certain que le général accepte ces propositions ; il les repoussera certainement, s'il pense que la brigade de réserve va prochainement se mettre en marche, pour accentuer l'attaque. S'il voit au contraire que le moment est encore éloigné où il fera marcher cette réserve, il autorisera le médecin divisionnaire à détacher les médecins demandés.

La mesure ne peut avoir grand inconvénient, la distance entre votre poste de secours et la brigade voisine est minime : un, deux kilomètres, pas davantage.

En admettant même que la mise en mouvement de cette brigade soit précipitée, le médecin divisionnaire, qui est toujours à portée de son général, connaîtra l'ordre dès qu'il sera donné, et enverra un de ses aides montés prescrire aux médecins détachés de rejoindre leur corps dont il indiquera la direction.

Ou bien le médecin-chef de service, qui n'a pas quitté, bien entendu, sa place, enverra un des médecins à cheval qui lui restent, prévenir ses collègues d'avoir à revenir au plus tôt.

Cette mesure ne sera prise qu'exceptionnellement. Il faut, autant que possible, se suffire à soi-même ; mais si l'on songe que pendant la campagne de 1870, il est des régiments qui ont perdu le tiers de leur effectif, et s'il faut joindre encore à cela les blessés ennemis restés sur le champ de bataille, on comprend qu'un poste de secours ne puisse suffire à pareille besogne.

Mais ce sont là des situations exceptionnelles. Il faut leur opposer des moyens exceptionnels.

Malheureusement il faut bien reconnaître que dans le cas où un régiment fait de semblables pertes, c'est qu'il n'a déjà plus personne derrière lui pour le soutenir, et que les réserves sont déjà engagées, et dans ce cas, les médecins des régiments auxquels on pourrait faire appel sont déjà occupés pour leur compte.

La deuxième hypothèse, c'est que le 3e bataillon reçoit l'ordre de se porter sur sa droite, au secours du régiment voisin qui faiblit.

Vous ne pouvez, si vous continuez à avoir l'initiative du mouvement de votre poste de secours, laisser partir ce bataillon sans son personnel et son matériel de santé. La voiture régimentaire est intacte. On n'y a pas touché précisément dans cette prévision, mais les brancardiers sont en route.

Vous avez sous la main l'aide-major, les infirmiers du bataillon et un des trois médecins auxiliaires.

A partir du moment où vous êtes prévenu, vous allez mettre en route, derrière le bataillon, l'aide-major, le médecin auxiliaire présent et la voiture régimentaire.

Le nouvel emplacement de ce bataillon est bien déterminé, ce n'est certainement pas bien loin, puisque vous savez déjà que le front d'un régiment n'est que 700 mètres ; c'est donc au maximum une distance de 1000 à 1200 mètres à parcourir.

Si les obstacles ne sont pas trop considérables, votre voiture pourra suivre à travers champs ; il n'y faut pas compter. Vous ferez reconnaître un chemin, votre aide-major monté va guider sa voiture et, comme au moment où vous avez, pour la première fois, quitté la route, quand le régiment a pris sa formation préparatoire, vous ferez prendre par les infirmiers un panier n° 2 et un panier n° 3.

Etablissement d'un deuxième poste.

Il s'agit d'une nouvelle installation du poste de secours.

Vous allez laisser fonctionner le premier, avec les deux aides-majors des bataillons engagés, le plus ancien d'entre eux prenant la direction. Vous leur donnerez vos instructions, et quand vous aurez réuni les brancardiers du bataillon partant, ou tout au moins un nombre suffisant, vous vous mettrez en mesure d'aller constituer un nouveau poste de secours en emmenant avec vous un certain nombre de musiciens, sous la conduite du sous-chef de musique.

Les instructions que vous laisserez à votre subordonné le plus ancien seront très précises. Il n'est pas probable que vous puissiez, avant la fin de la journée, revenir à ce poste. Dès que le combat sera terminé, il faudra qu'un des médecins, avec le personnel et le matériel d'un bataillon, se mette en mesure de suivre le régiment, l'autre aide-major restant sur place, avec son personnel et son matériel, pour continuer les pansements et les évacuations vers l'ambulance.

Ce mouvement vers l'avant ne sera jamais bien rapide; il y a toujours un rassemblement qui nécessite un temps assez long, et le médecin divisionnaire pourra sans doute donner des ordres, au moment où le combat prendra fin.

Mais il est un mouvement qui peut être précipité, c'est le mouvement en arrière, et vos instructions à votre subordonné, pour cette éventualité, doivent être nettes.

Il devra immédiatement faire recharger le matériel des deux voitures, en n'en conservant que le strict nécessaire, c'est-à-dire un panier n° 2 et un panier n° 3, complétés au besoin par les paniers de réserve et de l'eau.

En même temps, tout ce qu'on pourra évacuer de blessés pansés, ou non pansés, en commençant par les moins graves, sera envoyé à l'ambulance, et quand le régiment quittera la place, l'aide-major chef de service laissera, pour être pris par l'ennemi, les blessés qu'il n'aura pu évacuer, avec le 2e aide-major et un nombre aussi restreint que possible d'infirmiers, et il se mettra en mesure de suivre le régiment avec ce qui lui restera de personnel et son matériel presque complet.

Vous voyez, en cette occasion, l'importance qu'il y a dès le début du fonctionnement du poste de secours, de faire partir les blessés les moins graves, ceux qui vous prendront le moins de temps à soigner.

Tout d'abord, comme je vous l'ai dit, vous déblayez le terrain, et vous vous donnez de la place ; mais de plus, si les événements voulaient qu'il y eût un mouvement de recul, vous ne laisseriez au pouvoir de l'ennemi que des blessés graves, et vous conserveriez à nos ambulances des hommes capables peut-être de reprendre prochainement du service.

Ne perdez pas de vue que la conservation des effectifs est une de vos attributions.

Dans cette seconde hypothèse, vous venez de voir le médecin-chef du service régimentaire partant pour constituer son poste de secours, bien près, apparemment, du poste de secours du régiment que le bataillon va soutenir. Mais quelle va être la liaison de ce nouveau poste de secours avec l'ambulance ? Autrement dit, quel va être son relais d'ambulance ?

Si nous avons en effet parcouru 1000 ou 1200 mètres en nous éloignant encore du relais primitif, nous ne pouvons songer à faire faire semblable trajet à nos musiciens brancardiers.

Mais le médecin divisionnaire, qui doit être partout, connaît votre situation. Il va, ou bien faire rapprocher de vous le relais de manière à le mettre dans une situation intermédiaire entre les deux postes de secours du 1er régiment, ou bien, s'il juge que c'est plus facile, il vous fera utiliser, en le déplaçant au besoin, le poste de secours du 2e régiment.

Si enfin aucune de ces mesures ne peut être prise, il fera reconnaître, par le commandant du train de l'ambulance, les moyens de faire arriver jusqu'à vous un nombre suffisant de litières et de cacolets pour l'évacuation de vos blessés.

Enfin, dans la 3e hypothèse, le bataillon de réserve va faire une attaque de flanc ; il peut donc avoir un trajet assez long à accomplir.

La situation sera la même ; le médecin-chef après avoir pris les mêmes précautions, donné les mêmes ordres que dans la deuxième hypothèse, ira constituer un nouveau poste de secours. Mais en raison de l'éloignement de toute troupe, il ne peut compter sur un relais.

Le médecin divisionnaire devra faire relever les hommes pansés, au poste de secours même, par tous les moyens dont il disposera, par des voitures de réquisition, par exemple.

Fin du combat.

La journée se termine.

L'ennemi est en retraite, le régiment se reforme ; le colonel envoie à chaque chef de bataillon l'ordre de se porter en un point déterminé, où on bivouaquera ou peut-être même où on cantonnera si l'ennemi, poursuivi par notre cavalerie et par des troupes fraîches, ne peut nous menacer d'un retour offensif.

La journée du médecin n'est pas finie encore. Il reste bien des hommes à relever, à panser et à évacuer sur l'ambulance.

Vous n'avez qu'à continuer.

Vos ordres ont été certainement exécutés, et le plus tôt qu'il l'a pu, un de vos aides-majors a suivi le régiment ; il vous enverra des renseignements qui, dans le cours de la nuit, votre travail accompli, vous permettront de regagner votre cantonnement.

Il est possible que, lorsque vous y arriverez, vos autres voitures régimentaires et le personnel du poste de secours primitif soient déjà rentrés, ou qu'au contraire, une seule partie ait, comme vous l'avez prescrit à votre aide-major, suivi le régiment, tandis que l'autre est encore occupée à son premier emplacement.

Dans tous les cas, aussitôt que chacune des fractions a rejoint, le médecin qui la dirige doit renvoyer à leur place, dans les compagnies ou à la section hors rang, les brancardiers, infirmiers et musiciens, en conservant au poste de police le personnel désigné pour être de garde.

Le médecin-chef de service sera sans doute plus d'une fois obligé d'ajourner au lendemain le rapport spécial qu'il a à fournir au médecin divisionnaire sur le fonctionnement de ses formations de secours, mais il devra aussitôt que possible établir numériquement le nombre des blessés entrés au poste de secours, avec la destination qui leur a été donnée.

Ce sera un travail très simple, que la lecture des carnets médicaux suffira à établir en quelques instants.

Réapprovisionnement du poste de secours.

Aussitôt que possible également, le médecin-chef de service aura fait faire par ses subordonnés et vérifié lui-même l'inventaire de son matériel qui a pu être fortement entamé, et qui doit être rapidement complété.

Mais au lieu de se réapprovisionner de chaque objet manquant, il ne demandera que des sous-unités collectives complètes, c'est-à-dire des paniers complets, ou des objets dits séparés, n'entrant pas dans les sous-unités, comme des paquets de gouttières en fil de fer par exemple.

En effet, pour simplifier la comptabilité des formations sanitaires, on ne fait pas entrer en compte des bandes, ou des plumasseaux d'ouate de tourbe, etc... on ne compte que par unités, sous-unités collectives, et objets séparés n'entrant pas dans la composition des sous-unités.

La demande du matériel de remplacement établie en simple expédition sera adressée au médecin divisionnaire, qui la transmettra au directeur du corps d'armée.

Celui-ci fera connaître à quel moment et à quel point l'ambulance du quartier général fera la distribution du matériel.

Les médecins des corps de troupe enverront leurs paniers entamés, et recevront, en échange, des paniers neufs.

Nous avons supposé, dans toute cette conférence, un régiment de 1re ligne, attaquant une position que l'ennemi a défendue en se plaçant en avant d'elle, à une distance relativement courte, parce que cette position était au sommet d'un monticule, sur la pente duquel les lignes de défense ne pouvaient être bien nombreuses, si bien que, dans l'attaque, le 1er régiment n'a pas eu à opérer de déplacements en avant bien considérables.

Dans ces conditions, vous n'avez eu à installer qu'un poste de secours proprement dit, le deuxième ayant eu seulement pour but de relever les blessés d'un bataillon qui se détachait, pour ainsi dire, de la portion principale.

Mais il eût pu en être autrement, si la pente générale du monticule, peu rapide, avait permis à l'ennemi de porter sa défense plus loin en avant de la position; ou si des points secondaires, facilement défendables, avaient été occupés par les troupes de la défense, aussi plus loin du village.

L'attaque, dans ces deux cas, eût dû commencer de plus loin. Les déplacements successifs de la chaîne eussent été plus nombreux, et à un moment donné votre poste de secours eût été trop loin des réserves du bataillon pour que vous puissiez imposer à vos brancardiers un parcours qui serait devenu trop long et trop pénible.

Dans ce cas, il aurait fallu, dès que la distance entre le poste de secours et la réserve de bataillon aurait dépassé 900 à 1000 mètres, c'est-à-dire 14 ou 1500 mètres de la chaîne, installer un deuxième poste de secours semblable à celui que vous avez constitué pour le bataillon détaché dans l'exemple précédent.

Mais le premier poste, ne recevant plus personne à partir de ce moment, ne devrait pas tarder à se rendre libre par l'évacuation des blessés qu'il possède, et il s'empresserait de rejoindre le nouveau poste établi.

Mais voyez quelles difficultés !

Votre personnel est maintenant disséminé. Vous avez un médecin auxiliaire tout au moins, peut-être un aide-major au relais d'ambulance ; les deux autres, chacun de leur côté, sont avec les brancardiers derrière les bataillons de 1re ligne et le 3e bataillon détaché. Il ne reste plus qu'un médecin par poste de secours, excepté dans celui que le médecin-major dirige.

Ce ne peut être là qu'une situation exceptionnelle et de courte durée.

Cette dissémination des forces médicales serait tout

à fait préjudiciable au bon fonctionnement du service de santé.

C'est pour cette raison que le règlement a tout à fait abandonné l'idée du poste de secours par bataillon précédemment admise. Toutefois vous pourrez, par l'exemple que je viens de vous donner, constater qu'il y aura telles circonstances qui vous obligeront, au moins momentanément, à éparpiller votre personnel et votre matériel. Il est bien certain que, dans ces cas, le médecin divisionnaire vous fera, s'il le peut, adjoindre des médecins de régiments non encore engagés.

Poste de secours dans un régiment en réserve.

Supposons maintenant que, au lieu d'être au 1er régiment, nous fassions partie du 4e régiment, qui constitue la dernière réserve de la division.

Ce régiment ne sera engagé qu'à la fin de l'action, soit pour donner le dernier coup de collier destiné à enlever la position, soit au contraire pour soutenir la retraite et permettre aux régiments épuisés de se reconstituer sous la protection de son feu et d'opérer sa marche en arrière.

Vous voyez donc ce régiment s'engager tard. Là, pas d'hésitation dans l'installation de votre poste de secours. Il n'y a pas de marche d'approche : le régiment arrive d'emblée sur la position qu'occupent encore les régiments engagés. Puis sans tarder il va marcher à l'assaut de la position, après avoir fait une série de feux très rapides.

La défense va être plus ou moins opiniâtre ; l'ennemi réfugié dans le village mis en état de défense va répondre par des feux violents aux feux de votre régiment, et tandis que, dans la première hypothèse, quand vous étiez au 1er régiment, les blessés vous arrivaient par petits paquets se succédant toute la journée, dans cette deuxième hypothèse, les blessés vont arriver en masse, à la fois.

Mais vous n'avez guère à craindre d'avoir à disséminer vos forces. Le combat ne peut plus s'étendre, et vous garderez tout votre monde dans la main.

Seulement, tandis que le poste de secours du 1er régiment va terminer sa besogne, la vôtre commence à peine, et ce n'est que très avant dans la nuit, peut-être le lendemain, que vous pourrez regagner votre place au cantonnement.

Votre conduite, au point de vue du poste de secours, sera évidemment toujours la même, et vous devrez, quand vous saurez que votre régiment s'est mis en route, le faire suivre par un aide-major, avec le personnel et le matériel d'un bataillon pour ne pas le laisser sans secours médicaux.

Rendement du poste de secours.

Je voudrais terminer ce qui a trait au service médical régimentaire par quelques considérations sur ce qu'on appelle le rendement du poste de secours : mais il est bien difficile de donner à ce sujet des notions même approximatives.

En effet, nous ne pouvons savoir ce que produiront les nouvelles armes, avec la portée colossale des canons et des fusils, avec la force de pénétration des balles et l'action brisante des explosifs actuels, avec la facilité d'être vu par l'ennemi que donnera désormais la poudre sans fumée.

Cependant on a toujours admis, et ce sera sans

doute toujours ainsi, qu'une troupe qui a perdu le cinquième de son effectif n'est plus capable de tenir.

Toutefois ce chiffre ne peut être qu'une moyenne; et il est bien certain qu'un régiment encadré, qui supporte un effort de l'ennemi plus considérable que ses voisins, ne perdra pas pied si les autres résistent vigoureusement ou même gagnent du terrain.

C'est ainsi que pendant les grandes batailles de 1870, plusieurs corps d'armée français et allemands ont perdu un cinquième de leur effectif; mais comme il n'est guère admissible que tous les éléments de ces corps d'armée aient éprouvé les mêmes pertes, il s'ensuit que certains régiments ont perdu plus de 20 0/0, et d'autres un chiffre moins élevé.

C'est ainsi que la statistique allemande, qui a pu être faite beaucoup plus rigoureusement que la nôtre, on le comprend aisément, indique que, le 16 août, le 3e régiment westphalien perdit 1.361 hommes, le 6e brandebourgeois 1.201; le 2e régiment de la garde 1187, le 18 août; six autres de 1.100 à 1.000, trois de 1.000 à 900, six de 900 à 800, seulement pour les deux batailles des 16 et 18 août 1870.

Ce sont là, je le veux bien, des exceptions, et sans vouloir même considérer leur fréquence, il faut bien admettre que le chiffre de 500 blessés pour un régiment sérieusement engagé sera bien des fois dépassé. C'est en tout cas le cinquième d'un régiment réduit à 2.500 hommes.

Prenons, si vous le voulez, ce chiffre de 500. Pensez-vous que ce soit tout ce qui arrivera au poste de secours d'un régiment de l'armée victorieuse?

Nous sommes loin de compte.

D'après ce que je vous ai dit de l'attaque décisive, de celle des derniers moments, vous avez pu voir que les blessés tomberont en masse, sur un espace restreint, évidemment aussi bien du côté de l'ennemi que du nôtre.

Pendant cette période du combat, le relèvement sur les lignes de feu sera plus impossible que jamais, et l'ennemi en fuite laissera sur le carreau bon nombre de blessés dont il faudra vous charger.

Vous voyez donc qu'il serait téméraire d'indiquer même approximativement la charge qu'aura à supporter un poste de secours régimentaire dans les grandes circonstances.

Mais restons même dans les limites d'un combat plus lent, admettons que vous n'aurez à vous occuper que des blessés de votre régiment, et acceptons encore ce chiffre de 500.

Dans quelles conditions vont arriver ces blessés ? Vous avez vos 48 brancardiers qui, réunis par groupes de deux, vont vous apporter à chaque voyage vingt-quatre blessés.

Mais pouvons-nous dire ce que durera chaque voyage ?

Le règlement dit que les réserves de régiment seront distantes des réserves de bataillon de 300 à 600 mètres. C'est déjà 300 mètres d'écart ; pour l'aller et le retour, cela fait 8 minutes au moins de différence. Votre poste de secours n'est pas lui-même toujours à la même distance de la chaîne, laquelle avance par bonds, plus souvent que vous ne pourrez vous déplacer vous-même. Nous avons admis pourtant que lorsque la chaîne a fait 3 ou 400 mètres, vous devez vous reporter en avant ; c'est encore dix minutes d'écart de plus, de telle sorte que le voyage aller et retour de vos brancardiers, non compris la recherche, le pansement et le placement sur le brancard, va pouvoir varier entre

800 mètres et 1.400 mètres à l'aller, autant au retour, c'est-à-dire 1.600 mètres et 2.800 mètres de parcours : soit dans le premier cas, 25 minutes au moins, car on ne marche pas vite avec un brancard chargé dans les terres labourées, et dans le second cas 40 à 45 minutes. Si vous ajoutez 20 minutes de recherche, de pansement et de chargement, vous aurez une arrivée de 24 blessés toutes les 45, ou toutes les 65 minutes, mettons en moyenne 25 blessés à l'heure. Il vous en arrivera à pied, ou se traînant tant bien que mal, sinon autant, du moins la moitié ; je vous ai dit que l'énervement et la crainte d'être de nouveau touché en attendant des secours développent chez les blessés une énergie surhumaine.

Vous aurez donc à l'heure 35 à 40 blessés ; en treize heures vos 500 devraient être là !

Mais à quelle heure arriveront les derniers ? Cela dépendra de l'heure de l'attaque, surtout de l'attaque décisive, et si vous admettiez comme approximativement exacts les chiffres que je vous donnais, vous pourriez avoir de graves mécomptes, car une fois la nuit venue, le mouvement des brancardiers va se ralentir considérablement, et la recherche sera de plus longue durée.

Les blessés n'entendant plus le feu, et d'autre part épuisés par une pareille journée et arrêtés par l'obscurité, ne se traîneront plus jusqu'à vous ; ils attendront les brancardiers, ce qui diminuera d'autant le nombre d'arrivées par heure.

Vous voyez bien que toutes les évaluations qu'on pourrait faire ne peuvent reposer sur des bases solides : tout ce qu'on peut dire, c'est qu'il y a bien des chances pour qu'après une grande bataille les postes de secours se retrouvent encore sur place pendant la journée du lendemain.

Peut-on dire plus exactement ce qui sortira du poste de secours?

Evidemment non.

Vous avez vu tout d'abord que nous ne savons pas ce qui y arrivera, car si nous avons admis en terminant ce chiffre de 500, sans blessés ennemis, c'est pour vous montrer que même dans les meilleures conditions, l'approximation n'est pas possible.

Au poste de secours, on peut admettre qu'un pansement simple durera dix minutes, un pansement compliqué vingt, au moins.

D'après les chiffres admis par le ministère de la guerre, basés sur les guerres antérieures, sur les recherches du médecin-major Nimier au Tonkin et dans diverses campagnes en Europe, sur cent blessés, quatre-vingts sont atteints de blessures nécessitant un pansement simple, et vingt un pansement compliqué.

Par suite, cinq blessés demanderont : quarante minutes pour quatre pansements simples, vingt minutes pour un pansement compliqué : au total une heure.

En admettant que trois médecins travaillent chacun de leur côté aux pansements simples, et que deux, dont un auxiliaire, se réunissent pour les pansements compliqués, vous ferez vingt pansements à l'heure ; il faudrait pour les 500 un travail assidu, ininterrompu, de vingt-quatre heures.

Heureusement que vous ne panserez pas tout le monde, tout au moins quand vous serez ainsi débordé.

Tout d'abord, il faut conserver votre médecin chargé du triage qui ne fera guère de pansements.

Vous ferez de préférence des pansements simples; faites-les suffisamment solides pour qu'il n'y ait pas besoin de refaire la besogne à l'ambulance, et vous enverrez directement à l'ambulance, sans transbordement, par un simple échange de brancards, les blessés auxquels vous ne pourriez faire qu'un pansement incomplet, inutile, et qui sont capables de continuer leur route un peu plus loin, jusqu'à l'ambulance, sans être plus complètement visités.

Là encore, vous vous rendez compte que les chiffres que je pourrais vous donner, et les calculs que nous pourrions faire sur le rendement du poste de secours, ne reposeraient sur aucune donnée sérieuse. Tout dépendra des circonstances.

Vous ferez pour le mieux, vous donnerez votre maximum d'effort, et vous aurez ainsi la conscience du devoir accompli.

FONCTIONNEMENT DES FORMATIONS SANITAIRES *(Suite)*

L'AMBULANCE DIVISIONNAIRE

Personnel.

L'ambulance divisionnaire, que nous pouvons considérer comme le type de toutes les ambulances n° 1, n° 2 et n° 3, comprend comme personnel :

1° Un médecin-major de 1re classe, médecin-chef, de l'armée active, monté, deux chevaux ;

2° Un médecin-major de 2e classe de l'armée active, monté, un cheval ;

3° Un aide-major de l'armée active, monté, un cheval ;

4° Quatre médecins aides-majors de la réserve, ou de l'armée territoriale, non montés ;

5° Un élève de l'Ecole de Lyon, non monté ;

6° Trois officiers d'administration, dont l'un, le plus élevé en grade, est gestionnaire, non monté ; un second, remplissant les fonctions d'officier d'approvisionnement, est monté ;

7° Un aumônier, monté ;

8° 30 infirmiers, dont 4 sous-officiers, 6 caporaux et 20 soldats ;

9° 98 brancardiers, dont 2 sous-officiers, 4 caporaux et 92 soldats ;

10° Un vélocipédiste ;

11° 5 cavaliers du train, ordonnances des officiers montés.

Au total : 8 médecins, 3 officiers d'administration, 1 aumônier et 134 hommes de troupe.

Il est adjoint à l'ambulance, pour la conduite des voitures et des mulets, un personnel du train comprenant :

1° 2 officiers du train, montés ;

2° Un vétérinaire, monté ;

3° 82 hommes de troupe, dont 3 sous-officiers.

Matériel.

Le matériel de l'ambulance comprend :

1	voiture du personnel	2	chevaux.
4	voitures à deux roues pour blessés	4	»
4	voitures à quatre roues id.	8	»
6	fourgons du service de santé	12	»
2	fourgons à vivres	4	»
2	voitures de chirurgie	8	»
2	voitures d'administration	8	»
1	attelage haut le pied	2	»
20	paires de cacolets	20	mulets.
10	paires de litières	10	»
1	bât à outils	1	»
2	mulets haut le pied	2	»

Ce qui constitue pour le total de l'ambulance en marche :

15 officiers,

212 sous-officiers, caporaux ou brigadiers et soldats,

21 voitures,

59 chevaux,

33 mulets.

Le chiffre des pansements transportés par une ambulance divisionnaire est de 6980.

Le nombre des brancards, 132.

Rôle de l'ambulance.

L'ambulance divisionnaire est attachée à une division d'infanterie ; elle est chargée de pourvoir directement à toutes les nécessités sanitaires de cette division, qu'elle suit partout et dont elle ne se sépare que dans les cas de force majeure. Elle doit donc s'arranger de manière à n'être jamais arrêtée et à la suivre dans tous ses mouvements.

Dans le cas où elle serait retardée, par exemple, à la suite d'un combat, elle doit rendre libre une de ses parties pour ne pas laisser sans secours la division qui s'éloigne.

A cet effet, l'ambulance est divisible en deux sections, égales en personnel et en matériel, dont l'une, au moment de la séparation, passe sous la direction du médecin-major de 2e classe.

Cette division en deux sections a aussi pour but de permettre à l'ambulance de faire suivre de secours une brigade qui aurait à agir isolément ; ou, comme nous le verrons, dans certaines phases d'une bataille, à porter une partie de l'ambulance en avant, tandis que l'autre est encore retenue en arrière par des blessés à panser et à évacuer.

Je me propose, dans cette conférence, de vous faire suivre une ambulance dans toutes les situations qu'elle peut occuper pendant le cours d'une campagne ; situations qui se réduisent à trois : les stations, les marches, le combat.

Quand nous avons traité des généralités sur le service de santé en campagne, je vous ai amenés jusqu'au jour où chaque formation quitte le lieu de rassemblement de ses divers éléments, et où elle part pour le point de concentration ; c'est-à-dire le lieu où le corps d'armée, aux abords de la frontière ou de la région ennemie à attaquer, sera tout entier réuni, prêt à marcher.

Il y aura là, tout au début, une période assez délicate, assez difficile pour le médecin-chef, pour mettre en main ces éléments si divers : médecins, officiers d'administration, officiers du train, infirmiers, brancardiers venus de tous les points du territoire, appartenant, les uns à l'armée active, d'autres à la réserve ou à l'armée territoriale, peu faits encore aux exigences de la discipline militaire, sans laquelle rien ne pourrait marcher. Il faudra à ce médecin-chef une volonté ferme, unie à beaucoup de tact, une connaissance complète des règlements, un grand esprit d'ordre et de méthode.

Je passe sans insister sur cette période de formation, pour arriver au point de concentration et nous mêler à la 1re division du 1er corps d'amée, à laquelle notre ambulance est attachée.

Composition de la division d'infanterie.

Vous connaissez la composition d'une division d'infanterie, commandée par un général de division, ayant pour aides son chef d'état-major et trois officiers et un officier d'ordonnance constituant l'état-major de la division.

Viennent ensuite les différents services : l'état-major de l'artillerie, du génie divisionnaire, le sous-intendant chef des services administratifs, le médecin divisionnaire, le commandant de la prévôté, les fonctionnaires du trésor et des postes.

Les troupes de la division sont formées de deux brigades d'infanterie : quatre régiments, de l'artillerie divisionnaire, comprenant deux groupes de trois batteries chacune avec une section de munitions, et une compagnie du génie.

A la suite des troupes combattantes, viennent l'ambulance divisionnaire et le train de combat composé des sections de munitions et, loin derrière, le convoi administratif des subsistances.

Une division comprend donc :

353 officiers,

15.314 hommes de troupe,

2.619 chevaux ou mulets,

530 voitures, dont 158 pour le convoi.

Quand elle marche sur une seule route, cette division occupe une longueur de 8 kilomètres et la durée de son écoulement est de 1 h. 54 minutes, non compris les sections de munitions d'infanterie et d'artillerie, les trains régimentaires et le convoi administratif qui ne marchent qu'à la suite du corps d'armée.

Si la division opérait isolément, ces différents éléments la suivraient et allongeraient la colonne de cinq kilomètres environ ; mais le convoi administratif, au lieu de suivre immédiatement les troupes, en resterait séparé par un intervalle d'une journée de marche.

Service intérieur de l'ambulance au point de concentration.

Quand nous allons arriver au centre de cette division, au point de concentration, le chef d'état-major, arrivé d'avance, aura fait préparer le cantonnement de l'ambulance.

Des locaux, plus particulièrement une école ou un grand établissement industriel, seront mis à notre disposition, et le médecin divisionnaire aura remis au médecin-chef une note indiquant l'emplacement de ce local, le logement des officiers et de la troupe, le parc aux voitures et aux chevaux.

Nous n'aurons plus qu'à y entrer de plain-pied et à installer à l'entrée des locaux destinés aux malades les fanions et les lanternes réglementaires : fanion tricolore et fanion de la Convention de Genève pour le jour ; lanternes marines, l'une à feu blanc, l'autre à feu rouge, pour la nuit.

Le médecin-chef réunit, aussitôt que possible, tous les officiers, pour leur donner communication des ordres qu'il a reçus dès son arrivée.

Il fait désigner un planton qui sera changé chaque jour, et qui aura le devoir de reconnaître tous les logements des officiers, de manière à pouvoir, à toute heure du jour ou de la nuit, porter un ordre urgent.

Il donnera ses ordres à l'officier d'administration gestionnaire qui devra assurer rapidement l'alimentation et le couchage des malades qui peuvent d'un instant à l'autre venir des régiments. Dès le lendemain, du reste, les voitures de transport se rendront au centre de tous les corps pour en ramener les malades désignés à la visite du matin.

Il établira le service du jour : médecin et officier d'administration.

Division des locaux.

Aussitôt les ordres donnés, il faudra procéder à l'installation de l'ambulance, à l'affectation des locaux dont on dispose.

1° Un bureau des entrées, en tout semblable à celui des hôpitaux militaires ; pour ne pas multiplier les locaux, ce bureau pourra, à la rigueur, servir en même temps de salle de visite.

L'aide-major de jour verra les malades entrants et les répartira dans les différents services sur lesquels je reviendrai un peu plus loin.

L'officier ou le commis aux écritures prendra les noms, prénoms, grade et corps et tous les renseignements que comporte le registre des entrées.

2° Viennent ensuite les salles de malades. Pour permettre l'évacuation rapide, sans refaire de perpétuelles désignations des malades qui doivent rester ou partir, qui sont capables d'être transportés à toutes distances ou seulement à quelques kilomètres, ces salles de malades seront divisées en :

a) Salle d'intransportables.

b) Salle de transportables à petite distance, couchés.

c) Salle des transportables à toutes distances, couchés.

d) Éclopés et convalescents pouvant voyager assis.

e) Salle d'officiers.

f) Salle de contagieux.

Nous ne sommes pas encore à la période des opérations de guerre, il n'y a donc pas à compter avec les blessés, mais vous n'en avez pas moins des malades que vous serez obligés de laisser sur place, ceux atteints de fièvre typhoïde à la période d'état, de pneumonie, de pleurésie, de rhumatisme articulaire, etc., etc.

D'autres pourront accomplir un court trajet en voiture ou en chemin de fer, pour se rendre dans les hôpitaux les plus voisins : certaines affections aiguës au début, des bronchites, des attaques de rhumatisme subaigu ou chronique, — ou parmi les maladies chirurgicales, des fractures bien maintenues, des entorses compliquées, des luxations, des plaies ulcérées.

D'autre part, vous aurez les malades transportables à toutes distances, couchés, qu'il y a intérêt à renvoyer, si possible, sur le territoire : des tuberculoses, des rhumatismes compliqués d'affections cardiaques chroniques, des caries osseuses, etc., etc.

Ou encore des éclopés, qui pourront être transportés plus tard dans le service de l'arrière, assis, comme des hommes atteints d'entorse, de plaies sans grande importance, d'adénite, d'affections vénériennes, ou des convalescents ou malades peu graves, atteints d'angine, d'embarras gastrique, etc.

Vous traiterez ces éclopés et ces convalescents qui sont susceptibles de guérir avant même que la division se mette en route, tout en prévoyant le cas où, le jour du départ, vous seriez obligé d'en faire un convoi par train ordinaire ou par voitures, pour les envoyer achever leur traitement dans les dépôts d'éclopés et de convalescents du service des étapes.

Les contagieux seront toujours isolés dans un local spécial.

Il sera indispensable aussi d'avoir au moins une chambre d'officiers.

3° Vous aurez à affecter une salle à la cuisine et une à la dépense;

4° à installer le service de la pharmacie, bien que vous n'ayez pas de pharmacien; mais un aide-major, aidé d'un infimier, sera chargé de la préparation des potions et des tisanes, des solutions antiseptiques et des autres ingrédients nécessaires. Une ambulance n'est pas à la vérité un hôpital, mais il faut de toute nécessité que les malades y reçoivent des soins en attendant une destination définitive; de plus, il est toute une catégorie, les éclopés ou les petits malades, susceptibles d'une prompte guérison, que vous ne devrez évacuer sur l'arrière que si vous devez vous déplacer.

Le médecin divisionnaire vous fera connaître chaque jour les ordres émanant du général de division, relatifs à la destination à donner aux malades de l'ambulance, ainsi que les moyens de transport qui seront mis à votre disposition.

Si ce premier séjour est de longue durée, le moment arrivera où les hôpitaux de campagne viendront s'installer et se chargeront des malades.

Puis ce sera le tour de l'hôpital d'évacuation et de ses annexes : hôpitaux auxiliaires, dépôts d'éclopés et de convalescents, et à partir de ce moment l'ambulance ne sera plus pour les malades qu'un lieu de passage, où le médecin-chef sera chargé de les faire examiner et de donner à chacun la destination qui lui convient.

Remarquez que nous en sommes toujours à une période de formation, qui donne lieu à des flottements, à des indécisions, et hâtons-nous d'entrer dans une phase plus active.

Pendant cette période, tout s'est tassé, tout va régulièrement fonctionner.

Chaque jour, le médecin-chef a reçu les ordres du médecin divisionnaire ; il a réuni au rapport journalier les médecins, l'officier d'administration gestionnaire, le chef du détachement du train. Il a reçu communication des desiderata de chacun, il a donné la solution des questions intéressant l'ambulance, affaires d'approvisionnement, de discipline générale, d'ordre intérieur. Il a fait connaître ses ordres et donné l'emploi du temps, réglé le service de garde, etc.

Chaque jour il a envoyé au médecin divisionnaire la situation-rapport en trois exemplaires destinés au général de division, au directeur du service de santé du corps d'armée et au divisionnaire ; cette situation comprend le mouvement des malades et le compte-rendu des événements survenus dans les 24 heures, ainsi que les demandes qu'il a à formuler et ses observations sur l'état sanitaire, les craintes d'épidémie, etc.

Chaque jour, également, il a envoyé, à l'heure prescrite, un médecin au rapport à l'état-major, pour prendre connaissance des ordres, des instructions, de l'heure de la division.

Tous les soirs les chefs de détachement d'infirmiers, brancardiers et du train lui ont remis l'appel.

Bref, c'est presque un service de garnison.

Je pourrais ajouter que tous les officiers de l'ambulance ont pris leurs repas en commun, utilisant les cantines à vivres qui leur sont affectées, et les rations allouées par les services administratifs, dont je ne vous donnerai pas le détail, mais qui comprennent du pain, ou du pain biscuité, de la viande fraîche ou de conserve, ou du lard salé, des légumes secs, divers ingrédients, du sucre et du café.

Les officiers supérieurs toucheront trois rations,

les capitaines deux, les lieutenants et sous-lieutenants une et demie. Il est bien entendu que toutes les rations se mettent en commun.

Dans certaines circonstances exceptionnelles, jours de grandes fatigues, jours de combat, le général commandant le corps d'armée peut prescrire la ration forte, semblable à la ration normale quant aux éléments, mais dont les quantités allouées sont plus considérables.

Au bivouac, la ration s'augmente d'une ration de liquide : vin, bière, cidre ou eau-de-vie.

Organisation du personnel.

Pendant que nous sommes ainsi en station, le médecin-chef utilisera les loisirs de son personnel à distribuer à chacun ses fonctions dans l'ambulance, et il complétera l'instruction de ses infirmiers et de ses brancardiers.

Vous vous rappelez ce que je vous ai dit à ce sujet quand nous avons traité du poste de secours. Ce serait perdre notre temps que d'y revenir.

Mais le moment arrive où la période de concentration de l'armée est terminée et les hostilités vont s'ouvrir.

Un soir, au rapport de la division, le médecin-chef reçoit l'ordre de marche du lendemain, ainsi conçu :

ORDRE DE MARCHE DE LA DIVISION.

Rappelez-vous que nous sommes l'ambulance de la 1re division du 1er corps d'armée de la 1re armée, et que ses régiments sont : 1re brigade, 1er et 2e régiments ; 2e brigade, 3e et 4e régiments.

Ordre de la division n° 1.

Pour la journée du 2 mai 1895, communiqué à 2 heures du soir.

1re Partie.

« 1. *Situation de l'ennemi et renseignements.* — » L'armée ennemie a terminé sa concentration entre » la Loire et l'Indre, et semble vouloir commencer sa » marche sur Poitiers.

» 2. *Mouvement du corps d'armée, zone de marche de* » *la division.* — Le 1er corps d'armée se mettra en » marche demain, 3 mai, pour se porter en deux » jours entre Montreuil-Bellay et le confluent de la » Dive, en une seule colonne; il suivra la route des » Ponts-de-Cé à Loudun, la 1re division en tête.

» 3. *Rôle de la cavalerie.* — La cavalerie indépen- » dante se portera sur la ligne de la Vende et can- » tonnera à Richelieu.

» 4. *Exécution de la marche.* — Ordre normal de » marche. Le général de division marchera à la tête » du gros de l'avant-garde. *Point initial :* bifurcation » des routes de Quincé à Loudun et à Vitriers.

» La tête d'avant-garde y passera à 5 heures.

» *Première halte horaire,* 5 h. 50.

» *Grand'halte* à Saulgé-l'Hôpital, sortie ouest, sous » la protection de l'avant-garde. (Un tableau de marche, » joint à l'ordre, donne la composition des éléments » de la marche : avant-garde, gros de la colonne, ar- » rière-garde, campements, et l'heure du passage de » chacun d'eux au point initial; c'est pour l'ambu- » lance 8 heures, pour le campement 6 h. 14'.)

» 5. *Mesures de sûreté pendant la marche.* — L'avant-
» garde, formée par la 1re brigade, sera sous les ordres
» du général de brigade X...

» 6. *Mouvements des quartiers généraux.* — Le quar-
» tier général du 1er corps cessera de fonctionner aux
» Ponts-de-Cé à 6 heures du matin, et sera à Saulgé-
» l'Hôpital à 2 heures; celui de la 1re division cessera
» de fonctionner à Juigné-sur-Loire à 6 heures du ma-
» tin et sera installé à Ambillou à 2 heures.

2e *Partie.*

» 1. *Cantonnements et bivouacs ou positions à pren-*
» *dre. Points de rassemblement éventuels.*

» 1re division, quadrilatère compris entre Noyant,
» Louresse, Rochemenier, Denezé, Louerre. »

(Un tableau qui accompagne l'ordre de marche donne la liste des cantonnements de chaque régiment et de chaque service. Vous constaterez que, d'après ce tableau, l'ambulance cantonne demain au château de la Besnadière, près d'Ambillou. Vous connaîtrez également l'emplacement de toutes les unités.)

« *Point de dislocation :* Saulgé-l'Hôpital.

« *En cas d'alerte*, le rassemblement aura lieu sur le
» plateau du moulin Gourré; la 1re brigade à l'est du
» chemin de terre qui coupe ce plateau diagonale-
» ment du N.-O. au S.-E.; la 2e à l'ouest de ce chemin;
» le génie derrière la 1re brigade; l'artillerie derrière
» la 2e. Les sections de munitions et l'ambulance attel-
» leront et resteront au cantonnement. Les trains ré-
» gimentaires rétrograderont au nord de Noyant dès
» que les troupes auront dégagé le chemin.

» 2. *Avant-postes.* Ligne générale des avant-postes
» du 1er corps : rive gauche des ruisseaux des fon-

» taines de Doué et du ruisseau de Pont-de-Varennes :
» Secteur de la 1re division : droite à Montfief, gauche
» à la Tremblaye.

» 3. *Alimentation et ravitaillement :* Au moyen des
» convois régimentaires qui se recompléteront par le
» convoi administratif, lequel utilisera les ressources
» locales dans la zone des cantonnements. *Centre de*
» *distribution de la division :* Ambillou.

» 4. *Mouvements des convois.* Le convoi de la divi-
» sion quittera Erigné à 9 heures, s'arrêtera à Brissac
» et poussera sa 1re section à Ambillou de manière à y
» arriver à 5 heures pour ravitailler les convois régi-
» mentaires.

» 5. *Service de santé.* L'ambulance ne conservera ni
» malades, ni éclopés, et évacuera aujourd'hui, sur
» Angers, ceux qui sont en traitement. Le médecin
» divisionnaire donnera les ordres de détail.

» Demain, à l'arrivée, les évacuations pourront se
» faire à Doué-la-Fontaine ; un train partira pour
» Angers à 7 heures du soir.

» 6. *Rapport de la division.* A 8 heures du soir à la
» mairie d'Ambillou.

» 7. *Mot d'ordre.* X. Y.

» Au quartier général de Juigné-sur-Loire.

» Le 1er mai 1895.

» Le général de division,

» X... »

Avec cet ordre sont distribués deux tableaux :

1° Le tableau de marche, qui trace l'itinéraire, indique le point initial, l'heure de la première halte horaire, le point de la grand'halte, puis les éléments de la colonne, et enfin, en regard, la désignation des éléments, leur point de départ, l'heure du passage au point initial.

2° Le tableau des cantonnements, indiquant la désignation des corps et services, l'effectif en officiers, troupes, chevaux ; en regard, l'endroit où chacun doit cantonner. Ce tableau indique également le point de dislocation de la colonne.

Ces ordres de marche ainsi que les tableaux sont remis chaque jour, autographiés, au rapport de la division, à chaque chef de service.

En suite de cet ordre général dont le médecin-chef reçoit la copie, le médecin divisionnaire lui prescrit les mesures de détail suivantes :

Ordre du médecin divisionnaire.

« En exécution de l'ordre n° 1, pour la journée du
» 2 mai, le médecin-chef de l'ambulance opérera dès
» ce soir une évacuation vers les points suivants :

» Les malades seront envoyés sur l'hôpital d'éva-
» cuation qui fonctionne à Angers, rue***, n°***, der-
» rière la gare Saint-Laud.

» Il sera fait deux convois, l'un, des malades pouvant
» marcher ou voyager assis, qui prendront le train
» régulier de 6 heures à la gare des Ponts-de-Cé.

« Les douze malades signalés dans la situation-rap-
» port de ce matin comme ne pouvant voyager que
» couchés, seront transportés directement à Angers
» par les voitures d'ambulance que les médecins des
» corps reçoivent l'ordre de mettre à la disposition du
» médecin-chef, et qui rentreront dès ce soir dans
» leurs cantonnements. Les malades qui seront en-
» voyés par les médecins des régiments avant 5 heu-
» res partiront par les mêmes convois.

» Juigné-sur-Loire, le 1er mai à 2 heures 30.

« Le médecin divisionnaire,

» X... »

En même temps, le médecin divisionnaire a prescrit aux médecins des corps de troupe de mettre leurs voitures d'ambulance à la disposition du médecin-chef et d'envoyer les malades qui pourraient s'être présentés depuis l'heure de la visite du matin.

L'arrivée à l'ambulance doit avoir lieu avant 4 heures 30 du soir.

Aussitôt ces ordres reçus, le médecin-chef réunit tous les officiers, leur annonce le départ du lendemain, et commence par donner les ordres nécessaires pour l'évacuation.

Tous les ordres reçus et donnés sont écrits, et signés de tous les chefs de service, pour que nul n'en ignore.

La préparation de cette évacuation ne peut présenter aucune difficulté. Le nombre des malades et éclopés ne peut être bien considérable, car dans la prévision d'un départ prochain, les malades ont été presque chaque jour évacués sur l'arrière; les intransportables ont pu, dans notre cas particulier, être dirigés sur Angers, très peu distant de notre ambulance. Mais si, dans d'autres situations, nous avions été plus éloignés d'un hôpital militaire ou mixte, ou de formations régulières, nous aurions pu toujours y envoyer les éclopés et les malades peu graves, laissant aux hôpitaux civils du lieu ou des environs les malades graves, intransportables à grande distance.

Nous pouvons même, en cas de départ, les remettre à la municipalité, qui se chargera de leur traitement.

Mais pour exécuter l'ordre d'aujourd'hui, nous n'avons qu'à compter dans nos salles de l'ambulance: 1° les éclopés; 2° les malades transportables couchés à petite distance.

En raison des mesures précédemment prises, nous pouvons admettre un chiffre de trente éclopés, dix malades pouvant voyager assis, et douze nécessitant un transport par lit ou brancard.

Les premiers partiront à pied pour la gare, distante de 2 kilomètres.

Les dix malades peu graves seront transportés à la gare par une voiture omnibus.

Restera douze malades graves à transporter sur brancards jusqu'à l'hôpital d'évacuation. Total : trois voitures omnibus. Il nous resterait encore nos voitures légères, pour le cas où les médecins des régiments, en exécution de l'ordre du divisionnaire, nous enverraient quelques malades sérieux. Au besoin, on requerrait une voiture dans la localité, qu'on aménagerait pour le transport des malades en excédent.

Si les malades sont assez gravement atteints pour nécessiter la présence d'un médecin, le médecin-chef désignera un aide-major pour accompagner le convoi des voitures, avec lesquelles il rentrera, sa mission terminée.

Voilà donc l'ambulance libre: n'y a-t-il plus qu'à partir? Pas encore. Le médecin-chef a eu d'autres ordres à donner. Il a dû calculer le temps nécessaire pour aller du cantonnement au point initial, à la vitesse de quatre kilomètres à l'heure, haltes horaires comprises. Il a, pour cela, consulté la carte, calculé les distances à l'aide du curvimètre. Mais ce procédé est insuffisant quand on est dans une ville ou un grand bourg ; les rues et passages sont peu clairement indiqués sur les cartes, et l'on n'aurait pas une idée nette du temps nécessaire. Il faut alors faire reconnaître la route jusqu'au point où il ne peut plus se commettre d'erreur, et le médecin-chef fera bien, dans ces cas, de donner l'ordre à un officier ou à un sous-officier du train de reconnaître un trajet pour les voitures, et de calculer exactement le temps qu'il faudra pour sortir de la ville ou du village ; à partir de ce point le curvimètre suffira. Toutefois, il est bon de s'assurer qu'on ne pourra être retardé par des passages à niveau, des gués, ou autres obstacles. Ce sont des renseignements que les habitants pourront vous donner, et qui vous permettront, s'il y a lieu, de partir un peu en avance.

Dans notre cas, nous avons dix kilomètres à faire pour arriver au point initial : à la vitesse de quatre kilomètres à l'heure, plus un repos de dix minutes toutes les heures, cela fait 2 heures 24 minutes.

Tout cela bien établi, le médecin-chef fait son ordre de départ. Pas de prolixité, un ordre net, précis ; pas de répétition des choses réglementaires. Inutile de dire, par exemple, dans quel ordre on marchera : le règlement le dit ; ni à quelle vitesse : il le dit aussi. Inutile également de dire à quelle heure l'ambulance fera sa 1re halte horaire, avant le point initial ; c'est toujours après cinquante minutes de marche.

Cet ordre sera donc ainsi conçu :

Ordre du médecin-chef de l'ambulance.

« L'ambulance se mettra en route demain à 5 h. 36
» pour arriver au point initial : bifurcation des routes
» de Quincé-Loudun et Quincé-Vitriers, à 8 heures [1].
» Les haltes horaires, aux heures 50′. Grand'halte à
» Saulgé-l'Hôpital. Destination de l'ambulance : Châ-
» teau de la Besnadière, près Ambillou.

1. En réalité on fixerait le départ à 5 h. 30′ sauf, si l'on est en avance, à ralentir un peu la marche à la fin du trajet, ou à allonger un peu la dernière halte horaire. Il vaut mieux être en avance qu'en retard, à condition de ne pas encombrer les abords du point initial.

» Le campement qui doit passer au point initial à » 6 h. 14′ partira à 3 h. 50′; il sera dirigé par M. le » médecin aide-major X***; les sous-officiers et sol- » dats seront désignés, pour les infirmiers, par M. » l'officier d'administration gestionnaire; pour le » train, par le commandant du détachement qui dési- » gnéra le cavalier qui doit marcher avec le médecin » divisionnaire. L'officier d'approvisionnement mar- » chera avec le campement.

» Les Ponts-de-Cé, le 1er mai à 7 heures du soir.

» Le médecin-chef,

» X. »

Et maintenant, un tour à l'ambulance pour voir si tout est bien, s'il n'y a pas d'incident, et c'est tout; nous sommes prêts à partir demain.

Mais avant de nous mettre en route, il me paraît utile de revenir sur certaines expressions, neuves pour plusieurs d'entre vous : point initial, halte horaire, campement.

Et examinons tout d'abord une division en marche, ne fût-ce que pour connaître la place que nous devons y occuper. Nous allons supposer une division isolée, c'est-à-dire faisant partie d'un corps d'armée marchant sur deux ou trois routes parallèles, dont l'une est affectée à cette division.

TABLEAU DE MARCHE D'UNE DIVISION D'INFANTERIE ISOLÉE.

En avant, à une distance déterminée par le commandant de la colonne, est :

1° *La pointe d'avant-garde*, constituée par un détachement de cavalerie ; on ne la considère pas comme faisant partie de la colonne proprement dite.

2° *La tête d'avant-garde*, comprenant le 1er bataillon du 1er régiment, une compagnie marchant à 300 mètres en avant des autres, et la compagnie divisionnaire du génie.

Cette tête d'avant-garde a une longueur de 930 mètres, et met dix minutes à s'écouler.

3° Puis vient, séparé par un intervalle de 570 mètres, *le gros de l'avant-garde.*

En tête marche l'état-major de la 1re brigade qui est à 1.500 mètres du premier soldat de la tête d'avant-garde.

Derrière cet état-major, marche le 2e bataillon du 1er régiment, suivi du 1er groupe de l'artillerie divisionnaire (trois batteries), puis du 3e bataillon.

Sans intervalle viennent ensuite le détachement de l'ambulance divisionnaire et le campement.

Le gros de l'avant-garde a une longueur de 2.300 mètres ; il met 27 minutes à s'écouler.

La section d'ambulance est, dans ces conditions, à 3.550 mètres de la tête d'avant-garde et passe à un point quelconque de la route, 45 minutes après elle.

4° *Le gros de la colonne* vient à 1.500 mètres en arrière.

En tête marche le général de division avec le quartier général.

Derrière lui, le 1er bataillon du 2e régiment d'infanterie, le 2e groupe d'artillerie, puis les deux autres bataillons du 2e régiment.

Enfin l'état-major de la 2e brigade, suivi du 3e régiment et des deux premiers bataillons du 4e.

Le gros de la colonne a une longueur de 4.850 mètres et une durée d'écoulement de 1 h. 7′.

5° A un intervalle de cent mètres, marche *le train de combat de la division*, en tête duquel est l'ambulance divisionnaire qui est à 10 kilomètres 250 mètres de la tête d'avant-garde, et passe au point initial 2 h. 48′ après elle, y compris 20′ pour deux haltes horaires.

Il est suivi des sections de munitions d'infanterie et d'artillerie et du détachement de police : en tout 1.900 mètres.

6° et 7° *L'arrière-garde*, formée par deux compagnies du 3e bataillon du 4e régiment, suit à une distance de 350 mètres, précédant de 800 mètres les *trains régimentaires*, protégés par la 3e compagnie du 3e bataillon du 4e régiment.

La 4e compagnie est chargée de la garde du convoi administratif qui est beaucoup plus en arrière ou sur une autre route.

La division a donc une longueur totale de 15.500 mètres et met 3 heures 44 minutes à passer en un point déterminé. Dans cette colonne, la 1re section d'ambulance, à l'avant-garde, est à 3.550 mètres de la tête: la section principale, en tête des trains régimentaires, est à 10 kil. 250.

Quand la division marche à sa place dans le corps d'armée, sans faire partie de l'avant-garde, elle est groupée tout entière, sauf que son train de combat ne la suit pas et marche derrière toutes les divisions du corps d'armée.

Toutefois l'ambulance suit la division même.

La longueur de la division dans cet ordre de marche n'est plus que de huit kilomètres, et la durée d'écoulement de deux heures.

On admet en principe qu'un bataillon a une longueur de 450 mètres et s'écoule en cinq minutes.

Tableau de marche de l'ambulance.

L'ambulance divisionnaire, quand elle n'est pas scindée, marche tout entière derrière la division, dans l'ordre suivant :

1re Section.

Le médecin-chef.
L'aide-major et
L'officier d'approvisionnement (montés).
Les ministres des différents cultes.
Le détachement d'infirmiers.
Le détachement de brancardiers.
L'officier du train et le vétérinaire.
La voiture du personnel.
Les mulets de cacolets et de litières.
Les voitures à deux roues pour blessés.
Les voitures omnibus.
La voiture de chirurgie.
La voiture d'administration.
Les fourgons du service de santé.
Les fourgons à vivres.
Les mulets et l'attelage haut le pied.
Les soldats du train.
Les ordonnances.

2e Section.

Même ordre que la première, avec un intervalle de 10 mètres. Quand cette section marche isolément, elle peut laisser à la portion principale ses fourgons de réserve.

Point initial.

Vous comprenez bien qu'une colonne formée de toute une division ne peut être toujours cantonnée dans le même village, qu'elle se subdivise en régiments, en bataillons, parfois même en compagnies, habitant des villages, des hameaux, des fermes isolées. Pour la mettre en mouvement, dès le point de départ, dans son ordre normal, il faudrait la rassembler en un point quelconque du cantonnement et, par conséquent, écarter souvent de la route à suivre un certain nombre des éléments pour leur permettre de partir chacun à son tour. Ce serait du temps perdu et une fatigue inutile.

Pour éviter ce double inconvénient, on fait opérer le rassemblement de la division en un point de la route qu'elle a à parcourir, et on choisit ce point de telle manière que tous les éléments soient obligés d'y passer en se rendant de leur cantonnement au lieu de destination, sans faire de crochet ni de marche en arrière.

C'est là le point initial; autrement dit, le point où tous les éléments se réuniront pour constituer la colonne.

On eût pu trouver, en ce point, un champ plus ou moins vaste où tout le monde se serait rendu et où la colonne se serait formée pour partir ensuite dans son ordre normal. Mais c'eût été une perte de temps, qui eût obligé les hommes à partir plus tôt de leur cantonnement, par suite, du temps pris sur leur repos.

On a imaginé de constituer la colonne, sans interrompre la marche, en indiquant à chacune des unités la minute précise à laquelle elle doit franchir ce point initial. Il est facile de comprendre, en effet, que si le 1er régiment passe au point initial à 7 heures, la durée de son écoulement étant de 45 minutes, le 2e régiment aura reçu l'ordre de franchir le point initial à 7 h. 45′, et quand il arrivera à cette heure exacte, si c'est par exemple à un embranchement de routes, il verra en y arrivant, immédiatement devant lui, le dernier soldat du régiment qui le précède. De même pour tous les corps et tous les services.

Vous comprendrez aisément l'importance qu'il y a d'arriver bien exactement à l'heure. Si vous êtes en avance, vous pourrez gêner le passage d'une troupe qui arrive à l'heure et qui normalement doit marcher devant vous. Si vous êtes en retard, votre place dans la colonne restera bien libre, mais pour la regagner il vous faudra passer par devant la troupe qui a franchi le point initial à son heure, et la doubler en occupant la partie de la route qui doit rester libre, puisque vous savez qu'une troupe en marche ne doit occuper que la moitié droite du chemin, quand ce chemin est assez large.

La situation sera bien pire si le chemin est étroit, parce que vous ne pourrez pas passer du tout.

Heure de la division.

Mais pour arriver à l'heure exacte au point initial, il faut partir à l'heure précise, et si vous vous en rapportiez aux horloges des villages, vous pourriez bien avoir des mécomptes. D'un village à l'autre, il y a souvent des écarts de plusieurs minutes, et pendant ces minutes, un bataillon a pu passer.

C'est pour éviter cet inconvénient que chaque jour vous devez régler vos montres sur celle du chef d'état-major, et cette opération se fait au rapport, par l'officier de chaque corps ou service, qui prend l'heure de la division et la communique à son chef.

Halte horaire.

C'est donc au point initial que se forme la colonne, et c'est à partir du moment où la tête d'avant-garde l'a franchi, que compteront les heures de la marche.

C'est 50 minutes après qu'aura lieu, pour tout le monde en même temps, la première *halte horaire*, heure qui est fixée, comme vous l'avez vu, dans l'ordre de marche communiqué au rapport.

Mais le point initial peut être à plusieurs kilomètres du cantonnement que vous avez quitté. Est-ce à dire pour cela que vous allez marcher pendant deux, trois ou quatre heures sans vous arrêter?

Il n'en est rien. Jusqu'au point initial, vous êtes considéré comme marchant isolément, et vous faites votre halte horaire toutes les cinquante minutes, jusqu'au moment où vous entrez dans la colonne ; à partir de ce moment vous êtes astreint à la halte générale.

Il peut se faire aussi que, entre votre dernière halte de marche isolée et la prochaine halte de la division, il s'écoule plus ou moins d'une heure.

Prenons cet exemple :

Vous avez, je suppose, 7 kilomètres à faire pour arriver au point initial, où vous devez passer à 8 heures du matin. L'heure fixée pour la première halte du corps de troupe qui passe le premier au point initial à 5 heures, est 5 h. 50 et, par suite, à toutes les heures 50′. Vous avez calculé que pour arriver à l'heure au point initial il vous faut :

1° Cinquante minutes pour 4 kilomètres.

2° Dix minutes pour le repos, puis, à douze minutes par kilomètre, trente-six minutes pour les trois derniers kilomètres, total 1 h. 36′.

Vous partirez donc à 8 heures moins 1 h. 36′, soit à 6 h. 24′. — A 7 h. 14′ vous ferez votre halte, vous vous remettrez en marche à 7 h. 24′ et quand vous arriverez à votre point initial à 8 h., vous prendrez votre place dans la colonne qui ne s'arrêtera qu'à

8 h. 50. Vous aurez donc marché sans arrêt de 7 h. 24′ à 8 h. 50′, soit 1 h. 26′.

Le contraire pourrait se rencontrer. Je n'ai pas besoin de vous donner de plus amples explications.

Toutefois, si je me suis étendu un peu sur ces questions du point initial et des haltes, c'est que j'ai, dans d'autres conférences, constaté que beaucoup de vos collègues n'en comprenaient pas l'utilité. Ceux d'entre nous qui, pendant la campagne de 1870, ont assisté à l'énervement des troupes attendant pendant des heures, l'arme au pied, le moment de prendre leur place dans la colonne, en saisissent bien tous les avantages. Donner au soldat une ou deux heures de repos de plus au cantonnement, au lieu de le faire attendre deux heures dans un champ, sous la pluie, ou au grand soleil, lui faire accomplir sa marche d'une manière régulière, sans arrêts interminables, établir un ordre parfait dans les colonnes, tels sont les avantages très appréciables du point initial et des haltes à heure fixe.

On l'a si bien compris qu'on désigne aujourd'hui un point initial même pour un régiment, pour éviter aux compagnies, quelquefois assez disséminées, de marcher en arrière et de perdre leur temps à venir se rassembler au centre du régiment.

Point de dislocation.

De même qu'il y a un point initial, de même il y a un point de dislocation qui est le contraire du premier.

C'est là que les éléments se quittent pour se rendre directement dans les cantonnements sans faire de chemin inutile. Si nous faisions la marche en sens contraire, pour revenir, le point de dislocation serait le point initial, et réciproquement.

Quand le général ne veut pas rassembler toute la division au point d'arrivée, il indique au tableau des cantonnements le point de dislocation.

Campement et cantonnement.

Pour terminer ces hors-d'œuvre, il me reste à vous parler du *campement*.

Quand une troupe en marche, hors de la proximité de l'ennemi, arrive aux abords de la ville ou du village où elle doit s'arrêter, vous comprenez bien qu'on n'y entre pas en ligne de colonne pour s'emparer, au hasard, des maisons les plus voisines du point où l'on s'arrête. Le logement est préparé d'avance par un groupe d'officiers, sous-officiers et soldats de tous les corps et services qui doivent passer la nuit dans cette ville ou dans ce village.

C'est ce groupe qu'on appelle le campement.

Le campement des corps de troupes est formé par des officiers et hommes de troupe appartenant à chaque bataillon, escadron ou batterie.

Le campement des services comprend un officier, un sous-officier assisté de plusieurs soldats.

Pour l'ambulance, cet officier est en principe un médecin monté; il est accompagné d'un sous-officier, d'un caporal et de deux infirmiers pour le détachement des infirmiers et brancardiers, et d'un sous-officier, d'un brigadier et deux cavaliers pour le détachement du train.

L'officier d'approvisionnement marche avec le campement, sans en faire partie à proprement parler. Il va s'occuper des achats et des réquisitions nécessaires à l'installation de l'ambulance et à l'alimentation.

Vous avez vu que le campement de la division,

constitué par les campements de chaque corps et service, marche avec l'avant-garde. Il est placé sous le commandement du plus ancien officier, ou quand des corps de différentes armes doivent s'installer dans une même localité, sous celui d'un officier d'état-major.

Le campement se rend à la mairie, et à l'aide des plans et des renseignements fournis par la municipalité, le chef du campement désigne le secteur destiné à chaque corps ou service.

Puis le commandant de chaque campement particulier se rend au centre de son secteur, qu'il examine, y établit le poste de police et, avec l'aide de l'agent municipal mis à sa disposition, il répartit, entre les différents bataillons, le quartier qui lui est assigné.

Les sous-officiers des bataillons répartissent de la même manière leur secteur entre les compagnies, sections et pelotons.

Les fourriers indiquent, par des marques à la craie sur les portes, les maisons à occuper par chaque escouade et chaque compagnie.

Pour l'ambulance, le médecin-chef du campement propose des locaux suffisamment vastes, et autant que possible appropriés à son installation : maisons d'école, couvents, établissements industriels, avec cours suffisantes pour y faire pénétrer, sinon toutes les voitures, du moins la voiture technique et la voiture d'administration.

A petite distance, il faudra trouver le logement des officiers et des hommes de troupe, le parc aux voitures et des locaux ou un parc pour les chevaux et mulets.

Le médecin devra aussi s'enquérir de l'existence possible de maladies contagieuses auprès de ses confrères civils ou de la municipalité, de manière à rendre compte au chef du campement de la division de la situation des maisons contaminées qui ne devront pas être habitées par la troupe.

Si même il s'agissait d'une épidémie sérieuse, le chef du campement en référerait au commandant de troupes qui, sans nul doute, ferait établir un bivouac en dehors de la localité.

Le campement s'occupe en outre d'avoir divers renseignements sur les points où on pourrait se fournir de certaines denrées, et de leur prix normal.

Pendant que se font ces opérations, les troupes sont arrêtées à proximité de la ville ou du village, attendant, avant d'y pénétrer, le retour du campement.

Chacun des chefs de groupe se rend aussitôt que possible près de son chef de corps ou de service qui prend note des renseignements et réunit ensuite autour de lui tous les officiers et les fourriers ou hommes de troupe chargés de communiquer le rapport.

Ordre pour le cantonnement de l'ambulance.

Le 189 .

Emplacements.

Quartier général de la division, chez M. ***, rue ***.
Médecin divisionnaire, — —
Etat-major de la brigade, — —

Logéments.

Le médecin-chef, chez M. ***, rue ***.
Officier d'adm^{on} gestionnaire, — —
Officier d'approvisionnement, — —
Officier c^{t} le détachement du train, — —
Ministres des cultes, — —

Cantonnements.

Détachement d'infirmiers,	chez M.***	rue***.
— de brancardiers,	—	—
— du train,	—	—
Chevaux des officiers,	—	—
— du train,	—	—
Mulets,	—	—
Parc des voitures,	—	—
Poste de police,	—	—
Hôpitaux de la localité,	rue...	

Service de jour.

Médecin de jour, M...
Officier d'administration de jour, M...
Officier du train de jour, M...
Officier à la disposition du commandant du cantonnement, M...
Visite des malades (lieu et place).
Evacuations sur X...

Lieux et heures des distributions.

Pain,	chez M.	à	heure.
Viande,	—		—
Fourrages,	—		—
Paille,	—		—
Avoine,	—		—
Bois,	—		—

Eaux.

Eau de boisson pour les hommes : rues. . . .
Abreuvoir : rue. . . .
Lavoir : rue. . . .

Prix des denrées.

Vin, —, bière, —, viande de bœuf, —, veau, —, mouton, —, lard, —, pommes de terre, —, haricots, —, légumes, —.

Ordre de départ pour le lendemain.

Ordre de marche............	A
Point initial................	Le 189 .
Heure de passage au point initial.........................	Le médecin-major chef du campement.
Première halte horaire.......	
Grand'halte................	X...
Itinéraire.................	

Ces derniers renseignements ne sont connus à l'entrée du cantonnement que dans les marches loin de l'ennemi. Mais dans les conditions ordinaires de la guerre, ce n'est que plus tard, parfois très avant dans la nuit, qu'ils sont portés à la connaissance des officiers.

Cette note sera lue sur-le-champ à la troupe et affichée ensuite à la porte principale de l'ambulance, pour qu'on puisse la consulter en cas de besoin.

Fonctionnement de l'ambulance au cantonnement.

On se remet aussitôt en ordre, pour entrer dans le cantonnement, en se dirigeant le plus ordinairement sur le parc des voitures où se fera le rassemblement de l'ambulance pour le prochain départ ou en cas d'alerte. Il faut que tout le monde puisse bien reconnaître son chemin, même la nuit.

Les voitures sont placées dans l'ordre de bivouac, sur deux rangs, de manière à se trouver, pour partir, dans le même ordre que pendant la route, en mettant alternativement une voiture du premier rang, puis une du deuxième, et ainsi de suite.

L'officier du train se charge de cette besogne pendant que les infirmiers et brancardiers se rendent à l'ambulance dont on arbore de suite les signes distinctifs.

Puis le médecin-chef, aidé de l'officier gestionnaire, opère la division des locaux, telle que je vous l'ai déjà indiquée; mais comme vous n'êtes là que pour une nuit, qu'il n'y aura à loger que les malades de vingt-quatre heures, et qu'il n'est pas encore question de blessés, vous pourrez, sans mêler cependant vos catégories de malades, les réunir dans une même salle, vous bornant à mettre les transportables d'un côté, les intransportables d'un autre, et les éclopés d'un troisième.

Les officiers auront, ainsi que les contagieux, un local séparé.

Il vous faut, de toute nécessité, une cuisine, un local pour les entrées, un autre pour les officiers de jour.

Puis, comme il vous faut vivre, vous aussi, celui d'entre vous qui sera chef de popote, comme s'appelle l'officier chargé de l'alimentation de ses collègues, recherchera, dans un des logements affectés au personnel, une maison hospitalière qui mettra à votre disposition une salle à manger et une cuisine.

Laissons-le s'occuper de son affaire: ce chef de popote sera généralement le vétérinaire, dont le service est peu chargé.

Comme l'ambulance marche à la suite de la division, elle est arrivée la dernière, et déjà les régiments têtes de colonne sont depuis longtemps installés. On ne peut tarder à recevoir des malades.

Du point initial où nous sommes passés à 8 heures jusqu'à notre cantonnement près d'Ambillou, il y a 11 kilomètres, c'est-à-dire 2 h. 40' de marche, plus une heure de grand'halte ; il est donc, au moment où nous arrivons, 11 h. 40 ; mais à la vérité, comme nous sommes seuls installés au château de la Besnadière, nous n'avons pas perdu de temps à attendre notre campement. Nous avons, je suppose, employé une heure à installer nos locaux ; l'officier d'approvisionnement a fait apporter la paille pour le couchage, et nous savons que nos évacuations se feront, ce soir à 7 heures, sur Angers, par la gare de Doué-la-Fontaine, dont nous sommes distants de huit kilomètres.

A 1 heure, le médecin-chef a reçu du médecin divisionnaire un ordre ainsi conçu :

Ordre du médecin divisionnaire.
Evacuations.

« L'ambulance ne recevra aujourd'hui que les évacuables de la 2e brigade ; ceux de la 1re, pour éviter un trajet inutile, se rendront directement à Doué-la-Fontaine.

» Dès son arrivée au cantonnement, le médecin-chef fera requérir, dans la zone de la 1re division, les voitures nécessaires pour opérer le transport de ses malades à la gare. Il les mettra en route de manière à arriver à la station à 6 h. 1/4. Un train sani-

» taire avec soixante places d'appareils Despretz-» Ameline et des voitures ordinaires partira pour » Angers à 7 heures.

» Un sous-officier les accompagnera et se chargera » des malades de la 2e brigade jusqu'à destination.

» Il rejoindra par le premier train.

» Ambillou, le 2 mai 1895.

» Le médecin-divisionnaire,

» X. »

Vous allez, pour faire exécuter cet ordre, faire requérir, par un officier du train, dans la zone que vous savez occupée par les régiments de la division (c'est écrit dans l'ordre de marche), les voitures nécessaires.

Vous ne savez pas encore exactement combien vous allez recevoir de malades, mais ce sera approximativement le chiffre de tous les jours, pour une seule brigade. Même à la grand'halte vous avez pu interroger les médecins des corps qui vous ont donné d'utiles renseignements.

A la rigueur, vous pourrez utiliser les voitures d'ambulance, mais n'oubliez pas que les chevaux ont déjà fait leur étape, et que quatorze kilomètres de plus, pour aller à la gare et revenir, sont presque une étape nouvelle, et il faut ménager ses chevaux en campagne!

Ce sont donc des voitures de réquisition, prises dans le pays, qui seront aménagées. Vous trouverez dans la notice n° 11 du règlement la description des procédés divers pour aménager, pour les transports de blessés, des voitures de toutes espèces. Il ne faut pas oublier qu'il faudra mettre dans ces voitures des hommes même intransportables. Vous ne pouvez les laisser dans des hameaux isolés, et nous n'avons d'hôpital civil que très loin. Il y aura encore avantage à les diriger sur l'hôpital d'évacuation en les installant confortablement.

Si, pourtant, il y avait impossibilité absolue, il faudrait bien avoir recours au traitement chez l'habitant, en confiant les malades à la municipalité.

L'évacuation n'est pas toujours aussi facile. Nous avions une étape courte, le départ a eu lieu de bonne heure, à midi nous étions au cantonnement ; le soir toutes les évacuations ont pu être facilement faites. Mais dans bien des cas, l'arrivée au gîte d'étapes sera plus tardive, il pourra se faire que les malades des régiments ne nous soient envoyés qu'à 7 et 8 heures du soir, plus tard peut-être. Qu'importe ?

Vous avez préparé les locaux pour les coucher. Vous aurez réquisitionné vos voitures pour le lendemain matin à la première heure. Entre l'heure du départ de l'avant-garde et celle de l'ambulance, vous aurez le temps de mettre en route vos malades pour l'hôpital d'évacuation, surtout si, dès leur entrée à l'ambulance, vous avez fait, comme je vous le recommande en toute occasion, un triage méthodique qui permet à l'évacuation de se faire rapidement, presque toute seule.

Quoi qu'il en soit, supposons l'évacuation prête dès le soir. Pensez-vous que la journée du médecin-chef soit finie ?

Non, — car indépendamment de l'installation de l'évacuation, il a à s'occuper d'autres détails plus ou moins importants.

Il a envoyé à l'heure prescrite, au rapport de la division, un médecin qui a rapporté les ordres : ordre de mouvement, ordres particuliers, tableau des cantonnements ; il a pris l'heure de la division.

Il faut étudier chacun de ces ordres, examiner sur la carte la route à suivre, les distances, faire reconnaître la sortie du village et le temps nécessaire pour atteindre la route qui vous conduira au point initial, calculer le temps nécessaire pour s'y rendre, désigner le cavalier du train qui doit marcher avec le médecin divisionnaire, enfin écrire l'ordre, le communiquer aux officiers réunis au rapport, donner l'extrait que les troupes doivent connaître, traiter les diverses questions du rapport journalier.

Il doit aussi faire préparer les situations-rapports à envoyer au général et au directeur du service de santé du corps d'armée, mettre au courant son journal de marches et opérations.

Il s'assure enfin que tout est bien, et sa journée se termine.

Mais à l'approche de l'ennemi, bien qu'encore en marche, l'ordre de mouvement peut n'arriver qu'après la rentrée des troupes envoyées en reconnaissance ; le général de division a pu ne recevoir que tard dans la soirée les ordres du général commandant le corps d'armée ; il a dû les étudier, élaborer l'ordre de la division, faire préparer l'ordre de mouvement et le tableau des cantonnements qui en résultent, et il sera plus d'une fois minuit, plus tard même, quand ces ordres arriveront au médecin-chef.

Il lui faut alors faire ses calculs, et s'il a été prudent, il a fait, dès le soir, reconnaître toutes les sorties de la ville ou du village et le temps qu'il faut pour gagner toutes les routes ; il écrira ensuite son ordre de marche, le fera immédiatement communiquer par le planton à tous les officiers. Vous voyez combien est urgente la précaution de faire reconnaître, chaque jour, tous les logements par le planton.

Tout cela n'est-il pas vraiment très complexe ? et cependant nous ne sommes encore qu'en route.

Le lendemain, le surlendemain, même besogne.

Mais enfin nous approchons de l'ennemi ; la division est d'avant-garde et chargée d'assurer la sécurité de l'armée.

Bivouac.

Au lieu de cantonner, elle va bivouaquer.

Je ne m'étendrai pas longuement sur le bivouac. C'est le cantonnement en pleins champs.

L'emplacement de chaque corps et service est déterminé d'une manière précise et reconnu par le campement comme un cantonnement ordinaire.

On y arrive de la même manière. Les officiers bivouaquent avec leur troupe et couchent comme elle, en plein air, ou sous la tente-abri. Nul ne peut s'établir dans les maisons à proximité, sans l'autorisation expresse du commandant du bivouac.

Les ambulances s'installent, quand c'est possible, dans les maisons à proximité du bivouac de la division. Un officier de l'ambulance va au rapport du commandant du bivouac, et, en cas d'alerte, va immédiatement prendre ses ordres pour les rapporter au médecin-chef.

Vous trouverez dans la notice n° 3 du règlement le tableau du bivouac d'une ambulance.

Sur un front de 86 mètres, au 1er et au 2e rangs, toutes les voitures ; à droite celles de la première section, celles de la seconde à gauche.

Derrière, au centre, le poste de police du train, puis les chevaux, les mulets et les harnachements.

Plus en arrière, les cavaliers du train ; viennent ensuite les lignes d'infirmiers et de brancardiers, séparés du train par leur poste de police ; puis la ligne des cuisines.

En arrière, à vingt mètres, la ligne des officiers.

Toutefois les cuisines peuvent être déplacées, si le vent les rend gênantes.

De marche en marche, nous sommes arrivés en présence de l'ennemi et la division est, je suppose, le 27 mai, dans la situation suivante, au bivouac :

SERVICE AU COMBAT.

Le quartier général, l'ambulance et les trains régimentaires sont à Glenouze ; les quatre régiments d'infanterie bivouaquent sur les pentes sud, entre Glenouze et Nué, face à l'est. La 1re brigade à droite, la 2e à gauche, l'artillerie en arrière ; le génie à droite de la 1re brigade.

Le convoi administratif est à 35 kilomètres en arrière, mais en raison d'une rencontre imminente, quatre hôpitaux de campagne ont reçu, dès le 26 au soir, l'ordre de se joindre aux trains régimentaires des divisions, et deux de ces hôpitaux sont arrivés le 27 à midi à Glenouze, où ils resteront en attendant de nouveaux ordres.

Le 27 à 6 heures du soir, le médecin divisionnaire et le médecin-chef de l'ambulance, au rapport de la division, reçoivent, en même temps que les chefs de corps et de services, l'ordre suivant :

Ordre n° 1 de la division pour la journée du 28 mai,

Quartier général à Glenouze

« Le 27 mai, 6 heures soir [1].

1. Voir la carte n° 1 à la fin du volume. C'est toujours la bataille à laquelle nous avons assisté avec le poste de secours : le régiment auquel appartenait ce poste de secours (page 115) faisant partie de la division que suit aujourd'hui notre ambulance.

« La 1re division quittera le bivouac demain à 5 heu-
» res ; elle se mettra en marche en deux colonnes, en
» formation serrée.

» La colonne de droite (1re brigade, compagnie du gé-
» nie, 1er groupe de batteries) aura pour points de direc-
» tion successifs les clochers de Mouterre et de Chalais.

» La colonne de gauche (2e brigade et 2e groupe
» d'artillerie) aura pour points de direction Niré-des-
» Landes et Mazault.

» Les têtes des deux colonnes devront atteindre à
» 8 heures la route de Loudun à Mirebeau, qu'elles ne
» franchiront pas sans de nouveaux ordres.

» La cavalerie divisionnaire, couvrant le front de
» marche de la division, lancera des reconnaissances
» vers Rossay et l'ouest du bois Rogué ; elle détermi-
» nera les points occupés par l'ennemi, et occupera
» Nouère, pour couvrir éventuellement le rassemble-
» ment de la division.

» L'ambulance quittera Glenouze à 7 heures, et se
» rendra à Seugné, par Puits-d'Arçay, Mouterre ; elle
» ne dépassera en aucun cas la colonne de droite.

» Les trains régimentaires, sous les ordres du pré-
» vôt de la division, passeront sur la rive gauche de la
» Dive et parqueront au sud de la route, à la hauteur
» de la station de Pas-de-Jeu. Les hôpitaux de campa-
» gne marcheront en tête des trains régimentaires.
» Les sections de munitions resteront à Saint-Laon.

» Le général marchera avec la colonne de droite.

» Une section de l'hôpital d'évacuation fonction-
» nera, à partir de demain à 9 heures du matin, à
» Doué-la-Fontaine, et enverra du matériel de trans-
» port de blessés à la gare de Loudun.

» Le général de division,

» X. »

En exécution de cet ordre, le médecin-chef met son ambulance en route à l'heure prescrite, et arrive à 8 heures 1/2 à Seugné.

C'est une marche ordinaire, individuelle, comme celle que l'on fait pour rejoindre le point initial.

A 7 heures 1/2 du matin, le médecin divisionnaire, qui marche avec le quartier général, a reçu l'ordre suivant :

Ordre de la division n° 2.

« A 7 heures 1/2 devant le château de Preugné.

« Le village de Rossay et le bois Rogué sont occu-
» pés par l'ennemi ; les deux brigades, sans franchir
» la route, se rassembleront sur la pente ouest de la
» hauteur de Nouzilly.

» Un officier d'état-major indiquera sur place, à
» chaque brigade, la formation à prendre et l'empla-
» cement à occuper.

» Le général de division,

» X. »

Cet ordre ne modifiant en rien la situation de l'ambulance, les choses restent en l'état.

Mais une heure plus tard, ce deuxième ordre est suivi d'un troisième.

Ordre de la division n° 3.

dicté à 8 heures 30 au rassemblement, 400 m. ouest de Nouzilly.

« La 1re division va se porter à l'attaque de l'avant-
» ligne ennemie, sur le front Rossay — bois Rogué.

Ordre de combat.

» Un régiment de la 1re brigade enlèvera Rossay. Sa

» zone d'action est limitée au sud par Puits-d'Ardan-
» nes et Nouère; au nord, par la crête de la croupe de
» Bel-Airet le boqueteau au nord de Pouet.

» La 2e brigade attaquera le bois Rogué.

» Le 2e régiment de la 1re brigade restera en
» réserve au N.-O. de Nouzilly. Un groupe d'artillerie,
» vers Bel-Air, préparera l'attaque de la 1re brigade
» sur Rossay.

» Le 2e groupe, du plateau nord de Nouzilly, sou-
» tiendra l'attaque de la 2e brigade contre le bois.

» L'ambulance s'établira d'abord à Nouzilly.

» La section des munitions viendra à Mouterre.

» Le général commandant la division,

» X. »

Ordre du médecin divisionnaire.

Le médecin divisionnaire envoie son cavalier du train à Seugné, porteur de l'ordre suivant pour le médecin-chef :

« 1° Copie de l'ordre n° 3 de la division.

» 2° Ordre du médecin divisionnaire :

» Faites avancer l'ambulance à Nouzilly; vous ne
» déchargerez que lorsque vous verrez le combat sé-
» rieusement engagé ; pendant votre marche envoyez
» réquisitionner vingt voitures à Loudun.

» Au rassemblement, 400 mètres ouest de Nouzilly,
» 8 h. 40′.

» Le médecin divisionnaire,

» X... »

Cet ordre reçu, l'ambulance se remet en route pour Nouzilly. Quatre kilomètres sans halte, c'est l'affaire de quarante minutes. Prévenu à 9 heures, vous êtes arrivé à 9 h. 40′, entendant déjà les feux de l'artillerie ;

c'est la première phase du combat, à la faveur de laquelle les troupes s'étendent en largeur en prenant leur formation en bataille.

Au début, combat d'éclaireurs, d'assez loin, sans grands dégâts. Cependant il arrive déjà des blessés aux postes de secours : blessés de la chaîne et aussi blessés des réserves touchés par les obus.

Emplacement de l'ambulance.

Empressez-vous de reconnaître l'emplacement de votre ambulance. Le médecin divisionnaire, en vous attendant, a examiné le terrain et vous indique une grande ferme, avec maison d'habitation, à la sortie sud du village ; il vous ordonne d'y décharger votre première section, la bataille étant engagée sérieusement.

Vous faites placer sur le faîte les fanions de l'ambulance.

Nous sommes à 4.000 mètres de l'artillerie ennemie; le village n'est pas un point de mire pour ses projectiles ; mais en tous cas vous avez, devant la ferme, des maisons qui vous protègent un peu.

Au début, vous pourriez, s'il fait beau, vous installer en plein air ; mais gardez-vous bien, dans ce cas, de vous mettre derrière un mur de clôture, ou sous des hangars exposés directement au feu, pour les raisons que je vous ai dites en vous parlant du poste de secours. Non plus sous des arbres, ni sur un terrain rocailleux. Vous en savez les raisons.

Quand la bataille ne doit pas être de très longue durée, ou que le séjour de l'ambulance ne doit pas se prolonger dans son premier emplacement, le plein air vaut mieux. L'abord de l'ambulance et l'évacuation se font plus aisément. Il faut bien entendu être tout près d'un chemin et tout près de l'eau, car il vous en faudra beaucoup.

Groupement du personnel.

Vous êtes dans la ferme. Votre personnel se divise suivant les dispositions que vous avez eu la précaution de prendre pendant vos jours de stationnement.

Les médecins sont constitués d'avance par groupes.

Un seul médecin sera préposé à la réception et au triage des blessés.

Deux sont chargés des pansements simples.

Deux autres des pansements des plaies compliquées de fractures.

Deux enfin des opérations urgentes.

Au médecin préposé aux entrées se joindront deux commis qui vont prendre les noms des entrés, les corps auxquels ils appartiennent.

A chacun des autres groupes, un infirmier sachant écrire qui devra remplir la fiche de diagnostic et le carnet médical sous la dictée des médecins.

Chaque groupe a aussi, désignés d'avance, ses infirmiers de visite et ses infirmiers d'exploitation.

D'avance aussi, les brancardiers sont constitués en groupes destinés aux quatre régiments, qui devront se porter aux quatre relais d'ambulance et aux deux postes de secours des batteries d'artillerie. De même aussi, les mulets et les voitures légères qui vous restent.

Toutes ces dispositions étant bien prises d'avance, chaque groupe ayant son chef, dès que le signal est donné, tout le monde se réunit sans bruit, sans tumulte, sans désarroi, sans cris surtout.

Locaux de l'ambulance.

Nous n'avons qu'à entrer dans les locaux de l'ambulance et leur donner à chacun leur affectation.

1° Local d'entrée, par où tout le monde passera.

2° Local pour les blessés simples.

3° Local pour les blessures compliquées de fractures.

4° Local pour les blessés à opérer d'urgence.

5° Local pour les officiers.

6° Salle d'opérations.

7° Emplacement pour les blessés pansés capables de retourner au feu.

8° Emplacement pour les blessés pansés pouvant aller à pied à petite distance.

9° Emplacement pour les blessés pansés pouvant être transportés assis.

10° Emplacement pour les blessés pansés pouvant être transportés couchés.

11° Local pour les intransportables.

12° Cuisine.

13° Pharmacie et tisanerie.

Vous voyez qu'il faut beaucoup de places ; mais si vous voulez marcher vite et avec ordre, il faut que tous vos groupes soient bien distincts les uns des autres.

Toutefois, quand le temps le permettra, il y aura tout avantage à placer dehors tous vos blessés pansés, en les séparant bien, pour qu'un seul sous-officier puisse, sans courir risque de commettre des erreurs, donner à chacun la place qui lui revient dans les convois d'évacuation.

Pendant que cette opération délicate s'accomplit, des feux ont été allumés, de l'eau bout, des tisanes, des réconfortants se préparent ; les infirmiers préposés à la cuisine disposent ce qui leur est nécessaire.

Le médecin divisionnaire revient à l'ambulance, ou y envoie un officier ou un cavalier pour faire connaître au médecin-chef l'emplacement des relais d'ambulance ; il indique en même temps que le 1er régiment, fortement engagé, a reçu beaucoup de blessés et qu'il faut se hâter de lui envoyer non seulement sa série de brancardiers et de mulets, mais aussi celle du 2e qui, étant en réserve, n'a personne à envoyer à l'ambulance.

Au même moment les vingt voitures réquisitionnées à Loudun arrivent, conduites par un officier du train qui va présider à leur aménagement.

Pendant que les brancardiers vont aux postes de secours, les médecins se préparent au travail.

Répartition du matériel.

Une voiture d'administration, entrée dans la cour de la ferme, a déjà fourni à l'officier gestionnaire tout le matériel et les denrées qui sont nécessaires au service général.

Une voiture de chirurgie est aussi ouverte. Un sous-officier, ou un caporal, va donner un panier n° 4, dans lequel les médecins prendront chacun un sarrau, un tablier, une serviette, une brosse antiseptique, des tabliers pour leurs infirmiers.

Le panier sera fermé et replacé.

Chaque groupe recevra *un panier* n° 0 (lavage des plaies).

Le groupe n° 2 : plaies simples, recevra en plus *un panier* n° 1 (pansements simples).

Le groupe n° 3 : plaies compliquées, recevra *un*

panier n° 3 (pansements pour plaies compliquées et appareils); puis *un panier* n° 6 (coussins); des paquets de toile métallique et des bandages à fractures (*des casiers* 12 et 12 *bis*), du plâtre (*du casier* n° 6); enfin *deux paniers* n° 5 (ouate).

Le 3e groupe: opérations d'urgence, demandera, outre son *panier* n° 0, *un panier* n° 2 (pansements pour opérations), *les tiroirs* 3 et 4 contenant les instruments, du plâtre du *casier* n° 6, des attelles, un paquet de toile métallique et *deux paniers* n° 5 (ouate).

Cette distribution peut se faire très rapidement, si elle se fait avec méthode. Il faut de plus que l'infirmier préposé à cette distribution prenne note des objets donnés.

Chacun trouvera dans les paniers des fiches de diagnostic et un carnet médical.

Fiche de diagnostic.

La *fiche de diagnostic*, blanche pour les blessés reconnus intransportables, rouge pour les évacuables, porte les renseignements suivants :

Nom, prénom.
Blessure simple ou compliquée.
Opération pratiquée.
Pansement appliqué.

Carnet médical.

Le *carnet médical* est beaucoup plus complet :
Nom, prénom.
Grade, corps, bataillon ou escadron, ou batterie.
Numéro matricule du corps.
Classe de recrutement.

Subdivision de région.
Numéro du registre matricule de recrutement.
Genre de maladie, sporadique ou épidémique.
Genre, cause, siège de la blessure.
Blessure simple ou compliquée.
Opération pratiquée.
Opération à pratiquer.
Pansement appliqué.
Lieu, jour, heure de l'accident.
Date de l'interruption du service.
Destination donnée.
Date du départ du corps.
Date de la rentrée.
Observations.

Il est certain que ces documents seront longs à établir. Peut-être le carnet médical, surtout, gagnerait-il à être un peu abrégé, par exemple par la suppression des renseignements qui existent déjà sur la plaque d'identité, parce que possédant le numéro matricule et le corps, il sera toujours facile de se les procurer, s'il en est besoin. Mais il n'en est pas moins vrai que l'histoire médicale d'un homme qui perdrait son billet d'hôpital sera bien plus facile à reconstituer ultérieurement avec les renseignements donnés par ce carnet.

Il faut bien tenir compte que cet homme, une fois rentré dans ses foyers, aura peut-être, de par ses blessures, l'occasion d'adresser des réclamations à l'État, et que dans l'intérêt, soit de l'homme, soit de l'État, il sera bien utile de pouvoir recourir aux origines.

Aujourd'hui, 25 ans après la guerre de 1870, il est des soldats de cette époque, qui sont envoyés, à chaque instant, devant les commissions de réforme que le ministère charge d'étudier des demandes de pensions basées sur des blessures plus ou moins problématiques, que les intéressés donnent comme la cause certaine de toutes leurs misères actuelles.

C'est quelquefois vrai, — c'est quelquefois faux, — et les médecins experts sont souvent fort embarrassés pour émettre un avis, en l'absence de tout document probant, indiquant l'origine des infirmités alléguées. Il ne pourra en être de même avec le carnet médical.

L'histoire chirurgicale d'une guerre sera aussi plus facile à établir, pour ne pas dire que ce sera le seul moyen de l'établir.

Et quand on va bien au fond des choses, si vous avez avec vous un homme capable d'écrire, souvent même un blessé peu grave, ce qui vous permettra d'utiliser ailleurs un infirmier, il ne vous sera pas bien difficile de dicter tous ces renseignements sans perdre une minute, tout en pansant votre blessé.

Revenons à notre ambulance, où les blessés arrivent.

Ils se présentent devant le médecin préposé aux entrées, qui va les examiner aussi rapidement que possible, toutefois avec grande attention, en vérifiant la fiche de diagnostic du poste de secours ; il les dirigera vers l'un des groupes de médecins traitants. Soyez certains qu'il y aura plus d'une erreur commise, et qu'on recevra quelquefois des blessés avec des fêlures ou des fissures osseuses au groupe des pansements simples, et des blessés capables d'attendre au groupe des opérations d'urgence. Mais ce premier triage n'est pas sans appel.

En même temps, les groupes vont travailler chacun de leur côté, mettant à part, avant de les panser, les blessés qui nécessiteraient, au point de vue du diagnostic opératoire, une étude plus complète. De temps en temps, il serait possible d'interrompre les pansements pour se réunir en consultation, et prendre au sujet des blessés en suspens une détermination ferme.

Vous ne vous attendez pas à ce que je vous parle ici des pansements et des opérations dans une ambulance.

Je vous ai dit, au sujet du fonctionnement des postes de secours, toute la différence qui existe entre la chirurgie en campagne et la chirurgie dans les hôpitaux en temps ordinaire. Je n'y reviendrai donc pas.

Cependant il est une chose que je ne vous répéterai jamais suffisamment, c'est que l'ambulance n'est pas faite pour les opérations. C'est un lieu d'examen rigoureux, d'extraction de projectiles, d'application de pansements solides et aseptiques, capables de permettre l'évacuation à de grandes distances.

Que si vous avez un tempérament chirurgical ardent, vous portant à opérer les blessés qui peuvent attendre, pour être opérés, une installation plus confortable, dites-vous que, tout d'abord, vous mettez cet opéré dans des conditions beaucoup plus fâcheuses que s'il avait été opéré dans l'hôpital même où il pourra, tranquille et sans déplacement, parfaire sa guérison.

Dites-vous aussi que toute opération va prendre du temps, va nécessiter des aides, et que le temps et ces aides vont manquer à d'autres blessés qui sont là.

Pour une opération, c'est huit ou dix blessés dont les pansements seront retardés. Et dans une ambulance il faut marcher vite et sans perdre une minute.

Opérer dix blessés, c'est faire attendre cent blessés simples qui resteront, sans pansement, à attendre leur tour. Voyez quelles vont être les conséquences :

A ce moment, 1 heure du soir, le médecin divisionnaire vous envoie l'ordre de la division :

Ordre de la division n° 4.

A l'ouest de Nouzilly, 1 heure du soir.

« Le village de Rossay est pris; la 1re brigade a pris
» pied sur la lisière sud du bois de la Motte; la 2e bri-
» gade avec un régiment occupe le château du Bois
» Rogué. La division va se porter sur Préau.

» La 1re brigade, avec ses deux régiments va atta-
» quer le bois du château de la Motte; *objectif de*
» *droite:* le saillant de la corne sud du bois; *objectif*
» *de gauche:* le saillant du bois à l'ouest du carrefour;
» la 2e brigade avec un régiment débouchera du Bois
» Rogué et attaquera la ferme de Seneuil et la Jal-
» tière.

» L'artillerie cherchera un emplacement entre le
» Pouet et Nouère, pour préparer l'attaque de la di-
» vision.

» Sections de munitions à l'ouest de Nouzilly pour
» l'artillerie, à l'ouest de Tredilly pour l'infanterie.

» Le médecin divisionnaire s'efforcera de rappro-
» cher l'ambulance le plus rapidement possible.

» Le général commandant la 1re division,

» X***.

» En exécution de cet ordre, le médecin-chef de
» l'ambulance partira immédiatement avec sa pre-
» mière section pour Tredilly.

» La deuxième section continuera à fonctionner à
» Nouzilly jusqu'à évacuation complète. »

Vous seriez bien embarrassé si l'ordre se terminait là: la division de l'ambulance réduit considérablement les moyens d'action. Chacun des groupes de médecins va se réduire à un; pour les groupes de réception et de pansements simples, ils pourront encore fonctionner, mais les deux autres (pansements compliqués et opérations) devront se réunir en un seul.

Vous n'auriez donc qu'à vous mettre en route, en emmenant avec vous, dès qu'ils seront revenus des relais d'ambulance, infirmiers, brancardiers et moyens de transport. Si les voitures réquisitionnées ne sont pas rentrées, un sous-officier du train vous en amènera la moitié à Tredilly qui n'est qu'à 2 kilomètres, et avec ce personnel morcelé, restreint, vous ferez pour le mieux.

Mais heureusement l'ordre du médecin divisionnaire était plus complet.

Vous vous souvenez que l'ordre de la division n° 1 vous informait que deux hôpitaux de campagne marchaient en tête des trains régimentaires.

Le médecin divisionnaire, aussitôt le combat engagé, avait fait prévenir les médecins-chefs de ces hôpitaux de se rendre sans tarder à Nouzilly, où ils viennent d'arriver, et il termine ainsi son ordre au médecin-chef de l'ambulance :

« L'hôpital de campagne n° 1 reçoit l'ordre de res-
» ter à Nouzilly, où, sans décharger, il prêtera le con-
» cours de son personnel à la 2e section.

» L'hôpital n° 2 suivra la 1re section à Tredilly, et y
» fonctionnera de la même façon.

» Nouzilly, 1 heure du soir.

» Le médecin divisionnaire,

» X. »

Vous pourrez me demander pourquoi les hôpitaux de campagne n'assurent pas le service complètement, soit à Nouzilly, soit à Tredilly.

C'est que, ainsi que vous le verrez dans une prochaine conférence, les hôpitaux de campagne n'ont pas de personnel pour le relèvement et l'évacuation des blessés. Ils n'ont que le personnel et le matériel nécessaires à leur traitement. Quand il n'y aura plus personne à relever, ils pourront fonctionner seuls, utilisant les voitures de réquisition pour l'évacuation.

Vous vous mettrez en route, et vous pourrez à ce moment constater combien vous avez été prudent et sage en n'employant pas votre temps à opérer.

En effet, un grand nombre de pansements sont faits et beaucoup de blessés sont déjà évacués sur l'arrière, à Doué-la-Fontaine, par voitures jusqu'à Loudun, et en chemin de fer, par trains improvisés, de Loudun à Doué.

Dans ces conditions, votre situation s'est plutôt avantageusement modifiée. Vous avez du personnel en supplément, et vous continuez vos opérations jusqu'à la fin de la bataille, et au delà.

La bataille se termine vers 6 heures et le général donne aussitôt ses ordres :

Ordre de la division n° 5.

Château de la Motte, 6 heures du soir.

« L'attaque de l'armée a réussi ; l'ennemi se retire
» vers l'Est, poursuivi par la cavalerie et les batteries
» à cheval.

» La division s'installera au bivouac sur ses posi-
» tions entre Messemé et Claunay. Elle doit être prête
» à reprendre son mouvement demain à 5 heures du
» matin.

» *Alimentation.* Les hommes consommeront un jour
» de vivres du sac (ration froide).

» *Service de santé.* L'hôpital de campagne n° 1 sera
» temporairement immobilisé à Nouzilly et vivra sur
» le pays ; il opérera ses réquisitions à Loudun.

» L'ambulance divisionnaire prendra ses dispositions pour rejoindre la division au bivouac, dans la nuit. Le médecin divisionnaire donnera les ordres de détail.

» *Service de munitions.* Les sections s'avanceront à Rossay. Elles iront demain se recompléter au parc de Loudun.

» Le général commandant la division,

» X. »

Le médecin divisionnaire, pour l'exécution de cet ordre, envoie à l'ambulance l'ordre suivant :

« Aussitôt que les blessés seront relevés, vous rejoindrez la division qui bivouaquera entre Messemé et Claunay, et qui doit partir demain matin à 5 heures.

» Donnez l'ordre au médecin-chef de la 2e section de se rendre directement au bivouac en passant par Rossay sans vous rejoindre à Tredilly.

» Dans le cas où vous ne seriez pas libéré cette nuit, la 2e section, qui aura certainement terminé le relèvement des blessés du premier combat, suivra seule la division, que vous rejoindrez demain dans la journée.

» J'irai du reste m'assurer de la situation dans la soirée.

» Château de la Motte, 6 heures 15 du soir.

» Le médecin divisionnaire,

» X. »

Que sont devenus, pendant toute cette journée, vos blessés ?

Aussitôt que leur pansement était terminé, ils ont été, suivant les instructions des médecins à leurs infirmiers, transportés, munis de leur fiche de diagnostic, dans les salles affectées aux transportables, intransportables ou éclopés.

Les voitures de réquisition aménagées convenablement ont emmené les transportables à la station de Loudun, pour être, de là, conduits à l'hôpital d'évacuation.

Le voyage eût été plus difficile, si, traversant un pays parcouru déjà par l'ennemi, les chemins de fer avaient été détruits, et s'il avait fallu opérer en voiture le voyage jusqu'à Doué-la-Fontaine, où est la station tête d'étapes de routes, avec une section de l'hôpital d'évacuation.

Il faudra plus d'une fois, en campagne, compter sur un voyage de 40 à 50 kilomètres en voiture, ce qui modifiera évidemment votre désignation des transportables. Tel, en effet, pourra faire 10 kilomètres en voiture, et 30 ou 35 sur un brancard en chemin de fer, qui ne pourrait, sur un chariot, faire un voyage d'une durée de dix à douze heures.

Le terrain s'est déblayé petit à petit ; à la 2e section de l'ambulance restée à Nouzilly, le relèvement des blessés était opéré à 6 heures du soir, et dès 8 heures, cette section pouvait se mettre en marche, laissant aux quatre médecins de l'hôpital de campagne le soin de continuer les évacuations à faire et de traiter, avec son matériel, les intransportables.

A la 1re section, à Tredilly, l'opération a duré plus longtemps, et ce n'est qu'à 2 ou 3 heures du matin que l'ambulance a pu regagner son bivouac et rejoindre sa division. Peut-être a-t-elle dû attendre le jour, car il n'est guère commode de s'installer en pleine nuit noire au milieu des troupes bivouaquées dans des champs.

Mais combien eût été plus difficile la mission d'un médecin-chef si, après la bataille terminée tardivement, la division entraînée plus loin s'était éloignée à travers champs !

Heureusement le médecin divisionnaire ne vous oublie pas, et tout en marchant avec le quartier général, il faut qu'il trouve le moyen, à quelque distance qu'il soit, de vous faire prévenir de la direction prise.

Il faut que le médecin-chef soit assez débrouillard pour utiliser le renseignement, si vague soit-il.

Que de fois, pendant la campagne de 1870-71, nous sommes-nous trouvés dans des circonstances au moins aussi critiques, sans médecin divisionnaire, partant, sans renseignements !

Et grâce à l'activité, grâce aux qualités de vrais médecins militaires, des deux chefs sous lesquels j'ai servi à cette époque [1], nous sommes toujours arrivés à retrouver à temps notre place.

Rendement de l'ambulance.

Comptons maintenant les blessés entrés à l'ambulance, et voyons à quel travail ont dû se livrer les médecins de cette ambulance, au jour d'une bataille importante.

J'ai l'intention, dans une de ces conférences, de vous donner un travail d'ensemble basé sur les statistiques des guerres récentes, où je désire vous exposer le chiffre des blessés d'une bataille et leur dissémination, suivant la gravité de leurs blessures, dans les différentes formations sanitaires.

Je veux me contenter aujourd'hui du travail de l'ambulance dans une journée où le chiffre des hommes

1. MM. le médecin principal Sonrier et le médecin-major Teinturier.

Les sous-intendants, alors chefs des ambulances, étaient toujours partis pour accomplir une autre partie de leur service avant que l'ambulance ne fût prête.

blessés a été de 10 0/0 de l'effectif; chiffre qui, je m'empresse de vous le dire, a été fréquemment dépassé dans les dernières guerres.

Vous avez vu qu'une division comprend au départ 15.000 hommes environ; mais il en faut défalquer les non-valeurs, qui auront été éliminées dès les premières marches, et les non-combattants. Je crois que nous aurons un chiffre exact en admettant 12.500 hommes en ligne:

C'est donc 1250 blessés.

5 0/0 de ces blessés auront été renvoyés au feu par le poste de secours, après un pansement; il en resterait donc 1175.

Mais il faut admettre que les postes de secours vous ont sérieusement facilité la besogne, et qu'au moins un quart des pansements n'auront pas été à refaire.

Vous aurez donc, en chiffres ronds 800 blessés à examiner, à panser et à évacuer, si nous admettons qu'un quart reste aux deux hôpitaux de campagne, soit comme intransportables, soit comme évacuables après notre départ pendant la nuit.

Pour ces 800 pansements, vous étiez seize médecins, dont huit de l'ambulance, et huit des hôpitaux de campagne, ce qui revient à cinquante blessés par médecin.

Tant que nous resterons dans ces conditions, on devra arriver aisément à accomplir sa tâche. Mais combien de divisions perdront 15, 20 0/0 de leur effectif! Combien de blessés ennemis nous arriveront par surcroît?

Les choses alors seront bien plus compliquées.

Je me souviens que, dans notre ambulance, le 16 août 1870, à Gravelotte, nous avons reçu 1100 blessés.

A minuit, 500 étaient partis sur Metz ; le lendemain à 10 heures du matin, 400 autres. Il en restait 200 considérés comme très difficilement transportables.

Je sais bien qu'un bon nombre sont partis sans être pansés, considérés comme capables de continuer leur trajet sur les hôpitaux de Metz, ou sur Ars-sur-Moselle.

Je reconnais aussi que l'antisepsie n'était pas connue, et que les pansements demandaient moins de précautions et moins de temps ; mais aussi, nous n'étions que cinq médecins, et nous n'avions pas à compter sur des hôpitaux de campagne qui n'existaient pas alors.

Ce qui ne nous a pas empêchés, la nuit suivante, de recharger sur de nouvelles voitures de réquisition les 200 blessés considérés comme intransportables, parce que nous ne pouvions pas les laisser dans le village de Gravelotte qui, le lendemain, devait être au centre d'une seconde bataille, celle de Saint-Privat, du 18 août.

Eh bien ! ce que nous avons fait à Gravelotte, j'imagine que, mieux organisés, mieux outillés, mieux préparés et plus nombreux, nous pourrions le refaire demain.

Quel que soit le nombre des blessés qui nous arriveront, dans la prochaine guerre, si nous avons un personnel d'ambulance et d'hôpitaux de campagne instruit, actif, vigoureux, et surtout débrouillard, nous devons arriver à faire mieux que pendant la guerre néfaste de 1870 !

FONCTIONNEMENT DES FORMATIONS SANITAIRES (*Suite*)

L'HOPITAL DE CAMPAGNE

Rôle des hôpitaux de campagne.

Les hôpitaux de campagne constituent le 3e échelon du service de santé de l'avant.

Ils sont organisés :

1° Pour renforcer, surtout par leur personnel, les ambulances pendant le combat.

2° Pour les relever aussitôt que possible après le combat et leur permettre de suivre leur division.

3° Pour continuer, après leur départ, les évacuations vers l'arrière.

4° Pour traiter sur place, après le départ des troupes, les malades et blessés intransportables, tout en continuant à les évacuer au fur et à mesure qu'ils deviennent transportables, pour ne conserver, dans le voisinage des opérations, que ceux qui sont hors d'état de voyager même à petite distance.

Il y a intérêt, en effet, à ne pas laisser se produire

d'accumulation de blessés en des points qui peuvent être réoccupés par les combattants. Les hôpitaux de campagne ne sont pas du reste chargés de parachever la guérison des blessés : ils doivent conserver une grande mobilité pour rejoindre leur corps d'armée aussitôt que possible.

5° Ils peuvent être *temporairement immobilisés*, lorsque le corps d'armée s'étant déplacé et la zone des étapes s'avançant, ces hôpitaux se trouvent englobés dans cette zone. Ils sont dans ce cas soustraits à l'autorité du directeur du service de santé du corps d'armée et passent sous celle du médecin-chef du service des étapes. Mais cette situation n'est que transitoire, et dès qu'il le peut le médecin-chef des étapes doit faire relever par des hôpitaux auxiliaires ces hôpitaux de campagne qui, le plus rapidement qu'ils le pourront, iront reprendre leur place normale.

6° Les hôpitaux de campagne peuvent être chargés de missions spéciales, comme hôpitaux de contagieux, par exemple, ou encore, au cours des opérations, pour traiter sur place les malades qu'il serait impossible d'évacuer sur l'intérieur ou sur les établissements hospitaliers de la région traversée.

Personnel.

Le personnel d'un hôpital de campagne comprend :

Un médecin-major, de 1re ou de 2e classe de l'armée active, de la réserve, ou de l'armée territoriale, médecin-chef, monté.

Trois médecins en sous-ordre.

Deux pharmaciens.

Deux officiers d'administration.

36 infirmiers et 8 cavaliers de train.

Vous voyez que c'est le personnel d'un hôpital du temps de paix de moyenne importance.

L'hôpital n'étant pas chargé du relèvement des blessés, son personnel ne comporte pas de brancardiers et n'a que les cavaliers du train chargés de la conduite des voitures du matériel.

Matériel.

L'approvisionnement d'un hôpital de campagne se compose de :

Cinq caisses de médicaments n°s 1 à 5.

Un panier n° 0 (Appareils de lavage).

Dix paniers n° 1 (Pansements simples).

Un panier n° 4 (Propreté des médecins).

Quatre paniers n° 5 (Coton en bandes).

Un panier n° 6 (Coussins à fractures).

Un panier n° 7 (Linge préparé).

Un panier n° 8 (Bandes et compresses).

Deux paniers n° 9 (Opérations et immobilisation).

Une caisse d'appareils à fractures.

Un paquet de gouttières.

Un paquet de toile métallique.

En tout 1.850 pansements.

Une caisse d'instruments de chirurgie n° 6.

En outre, six caisses pour le matériel d'exploitation et les vivres :

Deux caisses de conserves n°s 7 et 8.

Quatre caisses pour ustensiles divers : marmites, objets de réfectoire et de cuisine, outils, etc., n°s 9 à 12.

Cinquante couvertures.

Deux cents draps de lit.

Huit ballots de linge et effets de couchage.

Une caisse d'imprimés.

Cinq brancards.

Ce matériel est transporté sur quatre fourgons du service de santé ; son poids est d'environ 2.800 kilog. ; son volume est de 9 m. c. 704.

On admet, en principe, qu'il y aura une cinquième voiture pour le transport des officiers. Mais ces voitures du personnel n'existent pas actuellement et il est probable qu'on aurait recours à une voiture de réquisition.

1° Fonctionnement au point de concentration.

Lorsque l'hôpital arrive tout constitué au point de concentration, il trouve, comme l'ambulance, le terrain préparé. Ce n'est, du reste, qu'une bien petite affaire, 7 officiers et 44 hommes de troupe par chaque hôpital, à faire cantonner.

Si tous les hôpitaux du corps d'armée arrivent ensemble, vous savez qu'il y en a huit, c'est 56 officiers et 352 hommes.

Quant au matériel, il a sa place indiquée au cantonnement, près du convoi des subsistances, à la suite duquel il marche, tout en constituant un convoi spécial. Il est en avant du parc d'artillerie qui forme également un convoi particulier.

Quand plusieurs hôpitaux de campagne sont réunis, ils sont placés sous le commandement du médecin-chef le plus ancien, non pas au point de vue du service intérieur de la formation, dans lequel il n'a pas à s'immiscer, mais seulement en ce qui concerne le service d'ensemble, marches, cantonnements et la communication ou la transmission des ordres.

C'est donc ce médecin-chef qui, au départ du lieu de

rassemblement, a reçu du directeur du service de santé l'ordre de mise en route, qui a pris les dispositions nécessaires pour l'installation du personnel et du convoi dans le train chargé de transporter les hôpitaux au lieu de concentration. A l'arrivée, c'est encore lui qui a eu à rechercher le cantonnement et qui a donné les ordres en conséquence, ou c'est à lui que le chef d'état-major l'a fait connaître.

Une fois cette installation faite, il n'y a plus qu'à attendre les événements et le départ du corps d'armée.

Cependant, durant cette période où tous les services ne fonctionneront pas encore régulièrement, notamment ceux de l'arrière qui n'arriveront qu'un peu plus tard, il pourra se faire qu'un hôpital, deux peut-être, soient détachés du groupe pour fonctionner comme hôpitaux de l'intérieur. C'est sur cet hôpital, ou sur ces hôpitaux, que les ambulances dirigeront leurs malades pendant cette station qui sera plus ou moins longue.

Ils traiteront les malades et les éclopés susceptibles d'une prochaine guérison et ceux qui seront intransportables, ou transportables seulement couchés.

Ils rapatrieront les incurables et ceux qui ne seraient pas susceptibles de reprendre prochainement leur service, à la condition qu'ils soient capables de voyager par les trains ordinaires.

Il n'y a pas encore, en effet, de matériel des trains sanitaires, puisque nous supposons que l'hôpital d'évacuation qui possède ce matériel n'est pas arrivé.

Il serait même possible que le corps d'armée se mît en marche avant l'installation du service des étapes et de l'hôpital d'évacuation, auquel cas ces hôpitaux resteraient provisoirement immobilisés, sauf à rejoindre leur corps d'armée quand les formations sanitaires de l'arrière seraient venues les relever.

Mais supposons que ces services de l'arrière fonctionnent à temps, et mettons tous nos hôpitaux à leur place normale, en arrière du convoi administratif, en avant du parc d'artillerie ; le tout marchant loin derrière le corps d'armée que ce convoi est chargé de réapprovisionner en vivres, en effets d'habillement et de campement, en munitions, en formations sanitaires.

Composition du corps d'armée.

Et tout d'abord, faisons connaissance avec le corps d'armée auquel nous appartenons.

Je vous ai déjà indiqué la composition d'une division, comprenant son état-major et le quartier général, auquel appartiennent les chefs des différents services : artillerie, génie, intendance, santé, trésor et postes, force publique, puis ses quatre régiments d'infanterie, ses deux groupes de batteries d'artillerie, sa compagnie du génie et son ambulance divisionnaire.

Le corps d'armée comprend : deux ou trois divisions d'infanterie, plus les éléments dits « non endivisionnés ».

Il est commandé par un général de division désigné spécialement pour cette fonction ; ce n'est donc pas forcément le plus ancien des généraux de division.

Il a pour le seconder : un chef et un sous-chef d'état-major, du grade de général de brigade et de colonel ou lieutenant-colonel, et onze officiers.

En outre de l'état-major, le quartier général comprend :

Sept officiers de l'état-major de l'artillerie.

Quatre du génie.

Neuf de la direction du service de l'intendance.

Trois de la direction du service de santé.

Deux du service vétérinaire.

Cinq de la trésorerie et postes.

Quatre de la télégraphie.

Deux de la prévôté.

Un officier d'escorte.

Quatre officiers chargés de l'administration du quartier général et des éléments non endivisionnés.

Au total 55 officiers, avec 305 hommes de troupe : secrétaires, employés, ordonnances; 278 chevaux et 43 voitures.

Viennent ensuite les deux ou les trois divisions d'infanterie que vous connaissez, comprenant (supposons trois divisions) :

1.059 officiers.

45.942 sous-officiers, caporaux et soldats.

7.857 chevaux.

1.590 voitures.

En outre, les éléments n'entrant pas dans la constitution des divisions (éléments non endivisionnés) :

1° Brigade de cavalerie :

Etat-major.

Force publique.

1 régiment de dragons.

1 régiment de chasseurs ou hussards.

1 ambulance.

En tout :

77 officiers.

1.445 hommes de troupe.

1.390 chevaux.

54 voitures.

2° Un régiment d'artillerie de corps, avec la section de munitions et le parc d'artillerie formant un total de :

25 officiers.
2.724 hommes.
2.948 chevaux.
429 voitures.

3° La compagnie de réserve du génie, le parc du génie et l'équipage de pont :

14 officiers.
620 hommes.
417 chevaux.
64 voitures.

4° L'ambulance du quartier général : 15 officiers, dont :

6 médecins.
1 pharmacien.
3 officiers d'administration.
3 aumôniers.
2 officiers du train.
227 hommes de troupe dont un médecin auxiliaire.
113 chevaux ou mulets.
27 voitures.

5° Huit hôpitaux de campagne comprenant 67 officiers, dont :

32 médecins.
16 pharmaciens.
16 officiers d'administration.
363 hommes de troupe.
125 chevaux.
40 voitures.

6° Le convoi administratif du quartier général :

13 officiers.
577 hommes.
711 chevaux.

261 voitures.

7° Un dépôt de remonte mobile :

1 officier.

59 chevaux.

105 chevaux.

3 voitures.

8° Une réserve d'effets d'habillement :

1 officier.

49 hommes.

22 chevaux et 9 voitures.

9° Une boulangerie de campagne :

7 officiers.

429 hommes.

275 chevaux.

60 voitures.

Ce qui constitue un total assez imposant de :

1.392 officiers.

52.740 sous-officiers, caporaux ou brigadiers et soldats.

14.341 chevaux.

2.581 voitures.

Si le corps d'armée n'est qu'à deux divisions l'effectif se réduit à :

1.039 officiers.

37.426 hommes.

11.722 chevaux.

2.051 voitures.

Mais l'effectif des combattants, dans lesquels n'entrent ni le service de l'intendance, ni la prévôté, ni le trésor et les postes, ni le convoi administratif, ni même le service de santé, bien que vous l'ayez vu au poste de secours, et parfois dans les ambulances, être assez intimement mêlé aux régiments de première ligne, cet effectif de combattants, pour un corps d'armée de deux divisions, est réduit à :

831 officiers et 35.075 hommes de troupe.

En chiffres ronds :

800 officiers et 35.000 hommes.

Pour le corps d'armée à trois divisions, qui paraît être dans les tendances actuelles :

1.100 officiers et 50.000 hommes de troupe.

Ce n'est pas tout encore, car le commandant du corps d'armée n'a pas sous ses ordres que les troupes de première ligne, il commande encore à certains éléments de deuxième ligne, dans la zone des étapes, au personnel du service de l'intendance chargé du service de l'alimentation sur la base de concentration et au personnel du service de santé de l'hôpital d'évacuation et des trains sanitaires du corps d'armée.

Marche d'un corps d'armée.

L'ordre de marche d'un corps d'armée n'est pas aussi nettement fixé que celui d'une division. La division, même quand elle marche sur une seule route, n'atteint qu'une longueur de 15 kilomètres, si elle ne possède pas d'éléments non endivisionnés, et si elle n'est pas suivie de son convoi administratif.

Avec les éléments non endivisionnés, elle atteint une longueur de 28 kil. 800 et met près de 6 heures à s'écouler.

Mais un corps d'armée de trois divisions sur une seule route a 49 kilomètres de longueur et s'écoule en 11 heures 46.

Son convoi a 15 kilomètres de longueur et la durée de son écoulement est de 3 h. 21.

Au total : 65 kilomètres et plus de 15 heures à passer au point initial, sur une route loin de l'ennemi, quand le convoi peut suivre immédiatement son corps d'armée.

C'est du reste tout à fait exceptionnel, et on admet entre le convoi et le gros un intervalle variant de 10 à 30 kilomètres suivant la proximité de l'ennemi et les craintes qu'on peut avoir d'être attaqué.

Il faut en effet que dans le cas d'une retraite, le convoi, qui n'est pas très mobile, ne puisse pas devenir un obstacle au passage de l'armée.

Il ne faut pas non plus qu'il s'expose à être pris ; il doit donc avoir une avance d'une grande journée de marche. Aussi est-il prévu par le service des armées en campagne que le convoi pourra, au moment ou à l'approche d'une bataille, recevoir l'ordre de se porter en arrière, tandis que les hôpitaux de campagne et le parc d'artillerie se rapprocheraient du théâtre probable de l'action.

Cette longueur d'un corps d'armée voyageant sur une seule route est si démesurée que le plus ordinairement il voyagera sur deux ou trois routes plus ou moins parallèles.

Je vous disais donc que l'ordre de marche d'un corps d'armée ne pouvait être aussi précis que celui d'une division, parce qu'en effet le commandant d'une armée donnera à chaque corps d'armée une zone de marche, un territoire sur lequel ce corps d'armée pourra se mouvoir, pour se rendre d'un cantonnement à un but indiqué.

L'état-major utilisera, dans cette zone, toutes les routes et les chemins possibles et tel de ces derniers pourra être utilisé par l'infanterie, qui serait inaccessible ou difficilement accessible à la cavalerie ou à l'artillerie à cause des obstacles à franchir, ou du mauvais état des routes.

Dans ces circonstances, et loin de l'ennemi, on fera voyager les troupes à pied d'un côté, et les troupes à cheval ou l'artillerie d'un autre. Cependant, si on est près de l'ennemi, force sera de constituer sur chaque route une colonne renfermant tous les éléments de combat, c'est-à-dire la colonne de division.

Quoi qu'il en soit, si nous supposons un instant que le corps d'armée marche sur une seule route, voici quelle serait dans la colonne la disposition des différents éléments et leur distance respective :

Toujours en avant, à distance essentiellement variable :

La pointe d'avant-garde, constituée par un détachement de cavalerie de plus ou moins grande importance, suivant les circonstances.

Puis : *la tête d'avant-garde*, formée par le 1er bataillon du 1er régiment d'infanterie et une compagnie du génie de la 1re division :

Longueur 1.200 mètres, durée d'écoulement 15 minutes.

A un intervalle de 570 mètres marche *le gros de l'avant-garde :*

Etat-major de la 1re division suivi de l'état-major de la 1re brigade.

Les deux derniers bataillons du 1er régiment.

Le 1er groupe de l'artillerie de la 1re division.

Le 2e régiment d'infanterie en entier.

Un détachement d'ambulance, soit l'ambulance de la brigade de cavalerie, soit une section de l'ambulance de la 1re division.

Le campement.

Longueur du gros de l'avant-garde :

4000 mètres.

Durée de l'écoulement : 50 minutes.

Un intervalle de 2500 mètres sépare l'avant-garde *du gros de la colonne* constitué par :

L'état-major de la 2e brigade.

Un bataillon de chasseurs.

Le 2e groupe de l'artillerie de la 2e division.

Le 3e régiment d'infanterie.

Le 4e régiment d'infanterie.

L'ambulance de la 1re division.

La compagnie de réserve du génie.

L'artillerie de corps : trois groupes de trois batteries.

Viennent ensuite :

Toute la 2e division.

La 3e division moins les deux derniers bataillons du 12e régiment.

Le train de combat du corps d'armée qui comprend toutes les sections de munitions d'infanterie et d'artillerie, un équipage de pont, et le détachement de police.

Le gros de la colonne a une longueur de 34 kilomètres 170 mètres, et une durée d'écoulement de 9 heures 4'.

L'arrière-garde suit à une distance de 350 mètres ; elle est composée du 2e bataillon du 12e régiment et d'un détachement de cavalerie.

Elle a une longueur de 1000 mètres et s'écoule en 12 minutes.

Les trains régimentaires, en tête desquels est l'ambulance du quartier général, marchent derrière l'arrière-garde, dont ils sont séparés par un intervalle de 950 mètres.

Vous savez que ces trains sont composés des voitures de bagages, des voitures à vivres et à fourrages, des voitures de cantinières, etc., etc.

Les trains du quartier général et des trois divisions,

de l'artillerie et du génie, sont réunis en queue du corps d'armée. Ils ont une longueur de 8 kil. 900 et mettent deux heures à s'écouler. Ils sont protégés par 3 compagnies du 3e bataillon du dernier régiment.

C'est donc en tout une colonne de 49 kil. 600 et une durée d'écoulement de 11 h. 46′; en chiffres ronds : 50 kil. et 12 heures.

A une distance qui peut varier de 10 à 30 kilomètres et même davantage, vient le convoi administratif, qui comprend le convoi du quartier général et des éléments non endivisionnés, et celui des trois divisions ; la boulangerie de campagne ; les huit hôpitaux de campagne ; le parc d'artillerie du corps d'armée.

Ce convoi a 15 kilomètres de long et met 3 h. 21′ à s'écouler.

Si nous recherchons dans cette colonne l'emplacement des formations sanitaires, nous les verrons disséminées aux distances suivantes de la tête d'avant-garde :

Avant-garde.

Poste de secours 1er régiment	2.550 m.	32′
— 2e —	5.000 —	1 h. 12′
Détachement d'ambulance	5.000 —	1 12′

Gros de la colonne.

Poste de secours 3e régiment	11.000 m.	2 h. 38′
— 4e —	12.400 —	3 5′
Ambulance 1re division	12.400 —	3 5′
Poste de secours 5e régiment	17.700 —	4 22′
— 6e —	19.100 —	4 39′

Poste de secours 7e régiment	22.650 m.	5h.34′
— 8e —	24.000 —	5 52′
Ambulance 2e division	24.000 —	5 52′
Poste de secours 9e régiment	26.050 —	6 18′
— 10e —	27.450 —	6 38′
— 11e —	31.000 —	7 20′
— 12e —	31.500 —	7 36′
Ambulance 3e division	31.500 —	7 36′
Ambulance du quartier général	40.800 —	9 54′
Groupe des hôpitaux de campagne [1]	61.620 —	15 17′

Si à cette marche en colonne de corps d'armée on substitue la marche en colonne de division, le convoi marchera isolément sur l'une des routes, et les distances seront modifiées suivant l'ordre de marche adopté.

Quel que soit donc cet ordre de marche, nous nous mettrons, à moins d'ordre contraire, en route avec le convoi, ou plutôt derrière le convoi administratif, en avant du parc d'artillerie.

2° Service de route.

Pendant les marches, nous n'avons rien à faire qu'à suivre la colonne. Ici, pas de préoccupation du point initial, pas de route à chercher.

Au départ, à l'heure indiquée par le rapport au médecin-chef le plus ancien qui en informe ses collègues, nous prenons notre place, et nous suivons le convoi, sans avoir même à nous occuper des heures des haltes. Nous nous arrêtons quand le convoi s'arrête pour repartir quand il se met en route.

1. Quand l'intervalle entre les trains régimentaires et le convoi n'est que de 10 kil.

Un officier d'administration, désigné par le médecin-chef du groupe, avec un sous-officier et quelques soldats, partira avec le campement, et à l'arrivée au cantonnement remettra au médecin-chef les indications voulues. Les voitures et chevaux resteront au parc, les officiers et hommes de troupe recevront leur destination et vous n'aurez plus qu'à attendre les ordres pour le lendemain.

Vous n'avez en effet rien à faire comme service hospitalier; on ne passe pas par votre échelon pour aller de l'ambulance aux hôpitaux de l'arrière ni du territoire, non plus qu'aux hôpitaux permanents du pays.

Cependant lorsque l'absence d'hôpitaux dans la contrée traversée, la pénurie des moyens de transport ou toute autre cause ne permettent pas au médecin directeur de faire opérer ses évacuations, le commandant du corps d'armée, sur sa proposition, prescrira l'installation momentanée d'un ou de deux hôpitaux de campagne dans des localités choisies sur la ligne de marche pour les malades ordinaires; en dehors de cette ligne, au contraire, pour les contagieux.

Ces circonstances pourront se présenter, par exemple, quand l'armée traversera un pays ravagé par le passage de l'ennemi, qui aura détruit les chemins de fer et emmené les chevaux et les voitures de réquisition.

Mais cette situation sera passagère, et vous serez toujours relevés à bref délai par le service des étapes.

Dans ce cas, vous vous installerez toujours d'une façon sommaire, et il faudra que le pays soit bien complètement ruiné pour que vous ne trouviez pas des matelas, des paillasses pour y coucher vos malades. Vous trouverez sans doute plus aisément ces matelas et ces paillasses que la paille pour les confectionner, car une armée qui a passé ne laisse guère de fourrages derrière elle.

3° Service en station.

Le service en station ne sera guère plus compliqué que le service en marche pour la plupart des hôpitaux de campagne.

Supposons qu'un corps d'armée se trouve momentanément immobilisé pour un temps plus ou moins long. Le directeur du service de santé proposera au général commandant de faire installer un hôpital de campagne, chargé de traiter les malades sur place pendant cette période dont la durée approximative sera toujours déterminée, sauf incident de force majeure.

Le médecin-chef désigné cherchera, à moins qu'on ne le lui ait indiqué, un emplacement pour l'hôpital et se mettra en mesure de le faire fonctionner.

Il fera requérir les objets de couchage nécessaires pour un nombre de malades calculé d'après la durée du séjour présumé du corps d'armée.

Il est bien inutile de s'encombrer outre mesure, et l'hôpital pourra toujours s'agrandir, petit à petit, puisqu'il n'y a pas d'aléa à prévoir en dehors d'une épidémie. Même dans ce cas, on a toujours le temps de pourvoir aux besoins les plus urgents.

Le matériel étant déchargé et les lits préparés, l'officier gestionnaire s'occupera de se procurer des vivres, soit par achats sur place, soit par marchés de gré à gré, si le séjour doit être d'une plus longue durée.

Puis on recevra des malades chaque jour, absolument comme dans un hôpital militaire de l'intérieur.

Les médecins traitants feront leur visite du matin et celle du soir ; ils établiront des cahiers de visite et feront leurs prescriptions comme en temps de paix. Ils traiteront les malades jusqu'à leur guérison, et les enverront, à leur sortie, soit en convalescence, soit à leur régiment.

Toutefois, pour éviter l'encombrement et pour faciliter la remise en route de l'hôpital à un moment donné, on continuera d'évacuer sur l'arrière tous les hommes reconnus incapables de reprendre prochainement leur service.

Les catégories des malades à conserver dans ces hôpitaux de campagne en station se bornent donc exclusivement aux hommes atteints de maladies aiguës et aux éclopés. Les chroniques seront toujours renvoyés à l'arrière.

Quand le corps d'armée est sur le point de reprendre sa marche, le médecin-chef en est informé par le directeur du service de santé, qui, ou bien immobilise temporairement l'hôpital jusqu'à son relèvement par les soins du médecin-chef des étapes, ou bien lui prescrit de liquider immédiatement sa situation pour prendre sa place dans le convoi.

Examinons dans quel cas le directeur choisira l'une ou l'autre de ces solutions.

Il s'arrêtera évidemment à la première s'il n'existe dans les environs aucun établissement hospitalier, et si la localité n'offre pas, par elle-même, de ressources suffisantes pour traiter les malades ; ce qui arrivera, par exemple, si les malades sont en trop grand nombre dans une localité peu importante, si le pays vient d'être ravagé par l'ennemi, ou s'il est impossible de se procurer entre l'arrivée de l'ordre du départ et son exécution, les moyens de transport nécessaires pour l'évacuation des malades, ou encore si l'hôpital a été affecté au traitement des contagieux.

Il choisira au contraire la deuxième solution, si l'hôpital peut trouver le moyen de se libérer.

Si nous acceptons cette dernière hypothèse, le médecin-chef, au reçu de l'ordre d'évacuer sa formation, s'occupera tout d'abord des intransportables et les remettra à l'hôpital du lieu, s'il en existe; sinon il les confiera à la municipalité qui devra se charger de les faire soigner dans l'immeuble où ils sont déjà en traitement, par un médecin civil requis.

Ce médecin recevra une indemnité fixée par la commission d'évaluation, sur le vu de sa note certifiée par le propriétaire de l'immeuble et visée par le maire.

Le prix de journée des malades déterminé par la commission d'évacuation sera également payé à la municipalité ou à l'habitant qui les aura soignés.

Avant son départ, le médecin-chef remet au maire un état nominatif des malades remis entre ses mains, et il en envoie le double au médecin-chef des étapes par l'intermédiaire du directeur du service de santé.

En même temps il fera réquisitionner les voitures nécessaires pour évacuer sur l'arrière les malades transportables.

Quelles seront ces voitures qui vont transporter vos malades à l'hôpital d'évacuation, lequel peut être distant de 20, de 30 et 40 kilomètres, peut-être davantage?

Vous en aurez de toutes sortes.

Aménagement des voitures de réquisition.

Dans une grande ville, des omnibus, des voitures suspendues diverses; mais je crois qu'il faut compter surtout sur des chariots de la campagne, qu'il vous faudra aménager le plus confortablement possible.

Si vous êtes prévenus suffisamment à temps, vous pourrez peut-être demander à l'hôpital d'évacuation des brancards, des appareils Bréchot-Desprets-Ameline, ou les ressorts Picard, qui vous permettront de suspendre vos brancards à toutes sortes de grandes voitures, même à des camions non suspendus.

Sinon, il vous faudra avoir recours aux moyens de fortune, et l'un des plus simples consiste dans le support des hampes de brancards par des bottillons de paille, qui constituent des coussinets très élastiques.

Le médecin-major en retraite Bouloumié a imaginé une disposition spéciale de traverses en corde, permettant d'installer deux ou quatre blessés couchés sur les voitures qu'on trouve partout, même à la campagne.

Vous trouverez dans la notice n° 11 du règlement, au chapitre des évacuations par route, divers procédés ingénieux. Mais il faut, pour les installer sur un certain nombre de voitures, un personnel qui s'y connaisse, et beaucoup de temps. Si donc le temps vous manque, il faudra avoir recours au procédé le plus simple, mais en même temps assez défectueux : des matelas, des paillasses, des sacs à paille, ou même, à la rigueur, des bottes de paille entassées au fond des chariots.

Ce n'est pas un mauvais moyen de couchage ; c'est peut-être même plus élastique et plus confortable que des matelas dans une voiture non suspendue. Mais il présente un danger : celui de l'incendie. Aussi faudra-t-il toujours recouvrir cette paille de draps ou de couvertures, qui, tout en étant inflammables, arrêtent au passage une allumette enflammée, ou la cendre brûlante d'une pipe, qui, sans cet intermédiaire, se seraient glissées dans la paille sans qu'on puisse les retrouver à temps, parfois même sans qu'on s'en aperçoive.

4° Service au combat[1].

Le corps d'armée est arrivé à proximité de l'ennemi; la cavalerie d'avant-garde a pris le contact, et une bataille est imminente.

Les hôpitaux de campagne sont à leur place dans le convoi, on est arrivé au cantonnement.

Comme vous l'avez vu, ce cantonnement est plus ou moins éloigné de celui des corps de troupe : une journée de marche environ puisque nous arrivons près de l'ennemi.

Dans la soirée, le télégraphe qui relie le convoi au quartier général transmet au chef du convoi la dépêche suivante :

« Un combat semble imminent pour après-demain » 28 mai.

» Le convoi administratif restera à Montreuil-Bellay » jusqu'à nouvel ordre. Le médecin-chef du groupe » des hôpitaux de campagne fera avancer demain 27, » les hôpitaux n°s 1 à 4, qui se joindront : les n°s 1 et 2 » aux trains régimentaires de la 1re division à Glenouze, les n°s 3 et 4 à ceux de la 2e division à Trois-» Moustiers.

» Les médecins-chefs de ces hôpitaux seront sous » les ordres des médecins divisionnaires auxquels ils » feront connaître le moment de leur arrivée.

» Les quatre autres hôpitaux se tiendront prêts à » partir au premier signal.

» A Trois-Moustiers le 26 mai, 6 h. soir. »

1. Voir la carte n° 1 à la fin du volume.

Au reçu de cet ordre qui lui est communiqué par le chef du convoi, le médecin-chef de groupe, qui est en même temps médecin-chef d'un des hôpitaux qui quittent le convoi, réunit tous les médecins-chefs et les officiers gestionnaires et remet la direction des hôpitaux restants au plus ancien médecin. Il combine le voyage à effectuer, fixe l'heure du départ, indique le point où les hôpitaux qui vont à Glenouze quitteront ceux qui vont à Trois-Moustiers, en un mot fait un ordre de marche.

Et le lendemain, à l'heure dite, les quatre hôpitaux se mettront en route.

Laissons ceux qui restent à Trois-Moustiers avec la 2e division, et marchons avec les hôpitaux 1 et 2 que nous avons vus arriver, la veille de notre combat du Bois-Rogué, à Glenouze le 27 mai [1], où ils ont trouvé le médecin divisionnaire au quartier général.

Ils y ont cantonné.

Si vous voulez bien vous reporter aux ordres donnés pour cette journée du 28, vous trouverez dans l'ordre n° 1 le passage qui a trait aux hôpitaux de campagne. L'ordre est tout entier communiqué au médecin-chef par le médecin divisionnaire le 27 mai à 7 heures du soir.

«...... Les trains régimentaires sous les ordres du
» Prévôt de la division passeront sur la rive gauche
» de la Dive, à la hauteur de la station de Pas-de-Jeu.
» Les hôpitaux de campagne marcheront en tête des
» trains régimentaires »....

Le lendemain les deux hôpitaux de campagne se sont rendus à Pas-de-Jeu avec les trains régimentaires, et là ils ont attendu des ordres.

A 8 h. 1/2 le médecin divisionnaire a reçu l'ordre

1. Voir: Fonctionnement de l'Ambulance divisionnaire, page 170.

nº 3 de la division [1] donnant l'ordre de combat et fixant l'emplacement de l'ambulance à Nouzilly.

Sans aucun retard, il a demandé au chef d'état-major un cavalier ou un vélocipédiste qu'il a chargé de porter rapidement à Pas-de-Jeu l'ordre aux hôpitaux de campagne de se porter à Nouzilly. Il a eu grand soin de tracer à ce cavalier son itinéraire, hameau par hameau, pour éviter toute perte de temps.

L'ordre arrivé à destination une heure après, les hôpitaux se sont mis aussitôt en route, et à 1 heure du soir ils arrivaient à Nouzilly, juste à temps pour y recevoir l'ordre pour l'hôpital nº 1 d'y rester et de prêter, sans décharger, le concours de son personnel à la 2e section de l'ambulance; et pour l'hôpital nº 2 de se rendre à Trédilly et d'y fonctionner de la même manière, côte à côte avec la 1re section.

Pendant le combat, en effet, les hôpitaux de campagne ne peuvent fonctionner seuls; ils n'ont pas de personnel, ni de matériel pour aller chercher les blessés; c'est là le service spécial de l'ambulance.

La mission tout à fait particulière des hôpitaux de campagne est de traiter sur place les intransportables. Mais comme il faut parer au plus pressé, et que pendant le combat le plus pressé est d'évacuer sur l'arrière le maximum possible de blessés pansés et mis en état de voyager, nos hôpitaux agiront par leur personnel.

Les officiers d'administration vont, pendant ce temps, préparer une installation confortable. On a bien vu, dès le début de l'action, qu'elle est importante, que le nombre des blessés sera considérable et qu'il y aura des intransportables à traiter sur place.

Le médecin divisionnaire a donné l'ordre de recher-

1. Voir page 172.

cher un emplacement approprié et de réquisitionner toute la literie nécessaire pour installer un hôpital dans les meilleures conditions possibles.

Les locaux seront moins nombreux que dans une ambulance, puisqu'il n'y aura que des intransportables, mais la pharmacie doit être mieux installée, et il faut sérieusement s'occuper des latrines en prévision d'un séjour plus prolongé.

A 6 heures du soir, à la fin de la bataille, le général a prescrit que l'hôpital n° 1 resterait temporairement immobilisé à Nouzilly.

A la même heure, le relèvement des blessés par la section de Nouzilly était terminé; vous vous rappelez peut-être que la première partie du combat avait pris fin vers midi, et que la section de Trédilly devait se charger du relèvement des blessés de la 2e phase qui commençait plus tard et se passait plus en avant. Aussi tandis que la 2e section de l'ambulance pouvait se mettre en route à 8 heures du soir, ce n'est qu'à 3 heures du matin que la 1re section, ayant rempli sa tâche, remettait ses blessés à l'hôpital n° 2 et pouvait regagner sa place au bivouac.

Mais si tous les blessés ont été relevés, tous ne sont pas encore évacués sur l'arrière, et ce n'est guère que dans le courant de la journée du lendemain, plus tard peut-être, que les hôpitaux pourront faire partir les derniers sur des voitures de réquisition aménagées le mieux possible.

Les évacuations terminées, ils vont s'occuper exclusivement des intransportables. Il ne sera pas toujours possible de trouver sur l'emplacement même de l'ambulance un local convenable pour l'installation, même très provisoire, d'un hôpital de campagne. C'est ainsi que, dans le cas particulier, on n'aurait pas pu rester à Trédilly. Dans ce cas, ou l'hôpital n° 2 aurait versé ses intransportables à l'hôpital n° 1, si celui-ci avait trouvé un local suffisamment vaste ; sinon il eût été chercher dans le voisinage, pendant la durée du combat même, une installation où l'officier gestionnaire aurait fait décharger son matériel et monter des lits en nombre suffisant.

Il y a grand intérêt à n'immobiliser que le plus petit nombre d'hôpitaux possible. Les hôpitaux de campagne sont créés, en principe, pour traiter cent blessés ; mais ils peuvent sans inconvénient, en temps de presse, en recevoir deux et même trois cents ; quatre médecins peuvent suffire à plus de besogne. Quant au matériel, si l'on en manque, ce ne sera que du matériel du service général et l'on pourra toujours se le procurer par voie de réquisition.

Aussi, à moins d'impossibilité absolue, le médecin divisionnaire, avant de partir, aura-t-il prescrit au médecin-chef de l'hôpital n° 2 d'évacuer, le lendemain du combat, tous les intransportables sur l'hôpital n° 1, et de rejoindre sa place soit au convoi, soit aux trains régimentaires, pour être prêt à pourvoir aux prochains événements.

Réapprovisionnement de l'hôpital de campagne.

Aussitôt qu'il le peut, après le combat, l'officier gestionnaire a fait un inventaire, et un des médecins est chargé de vérifier l'état des paniers de pansement qui sont fortement entamés, et qu'il faut au plus tôt recompléter.

Les paniers les plus vides sont mis de côté, ce qu'ils contiennent encore d'objets de pansement sert à remplacer le matériel des paniers analogues moins vides, et après cette opération le médecin-chef adresse au directeur, par la voie du médecin divisionnaire, une demande de paniers complets et d'objets isolés pour remplacer les manquants. Le directeur vise la demande et la transmet, pour exécution, au médecin-chef de l'hôpital d'évacuation, par l'intermédiaire du médecin-chef des étapes.

C'est en effet l'hôpital d'évacuation qui est chargé de réapprovisionner toutes les formations sanitaires de l'avant, à l'exception des postes de secours qui s'adressent à l'ambulance du quartier général.

Le matériel reçu, le médecin-chef réexpédie les paniers incomplets à l'hôpital d'évacuation qui les enverra, pour être remplis, à la station-magasin la plus proche.

Ce réapprovisionnement s'opère, comme vous le voyez, sans grandes formalités, très rapidement, et entre, pour ainsi dire, dans la besogne journalière, sans qu'on attende, comme en temps de paix, des époques périodiques.

Reprenons donc notre hôpital n° 1 qui reste à Nouzilly, pendant que l'ambulance et l'hôpital n° 2 sont partis en avant.

Le service de cet hôpital va devenir celui de temps de paix, celui que vous avez vu en station, avec cette différence qu'il traitera presque exclusivement des blessés.

L'alimentation, prescrite sur le cahier de visite, sera préparée comme dans les hôpitaux militaires de l'intérieur, et l'officier gestionnaire se pourvoira, comme l'ordre en a été donné, par réquisition sur place, ou aux environs.

De temps en temps, au fur et à mesure que des blessés, intransportables à la première heure, seront capables de partir pour l'arrière, le médecin-chef en fera un convoi qu'il dirigera sur l'hôpital d'évacuation.

Hôpital de campagne temporairement immobilisé.

Puis, au bout d'un laps de temps variable suivant les circonstances, très court si le corps d'armée a exécuté rapidement une marche en avant, plus long si l'armée ennemie, opposant une résistance vigoureuse, a livré des combats sur place ou peu en arrière, la zone des étapes va s'avancer et à un moment donné l'hôpital, temporairement immobilisé, va se trouver englobé dans cette zone.

A ce moment il passe sous l'autorité du médecin-chef du service de santé des étapes, qui va user de ses ressources en hôpitaux auxiliaires pour leur faire prendre en charge les blessés restant à l'hôpital de campagne et le libérer le plus tôt possible. Et notre hôpital, recomplété en matériel, en personnel s'il y a lieu, va s'empresser de regagner sa place au convoi, qui se trouve peut-être déjà à plusieurs jours de marche.

Pendant ce temps nos hôpitaux n°s 3 et 4 ont fonctionné avec leur division, comme nous avec la nôtre.

Mais que sont devenus nos hôpitaux n°s 5 à 8, qui n'ont pas été employés le jour de la bataille, et qui sont passés, vous vous en souvenez, en tête du convoi administratif ?

Ils ont tout simplement marché avec ce convoi, et si, le lendemain ou le surlendemain, il y a eu une nouvelle bataille, ils ont, comme les autres, passé au train régimentaire d'abord, pour venir ensuite fonctionner comme vous venez de le voir.

Mais si le besoin de personnel s'est fait sentir dès

le premier jour, le directeur du service de santé du 1er corps n'a pas laissé inactifs seize médecins au convoi.

Il en a fait venir un certain nombre, n'en laissant qu'un par hôpital, pour le cas où il aurait fallu faire approcher dans la soirée ou la nuit, un ou plusieurs de ces hôpitaux en réserve.

Ces médecins ont réquisitionné des moyens de transport et sont arrivés rapidement se mettre à la disposition des médecins divisionnaires, sauf à rejoindre le convoi aussitôt qu'il reprendra sa marche.

Toutes ces données sur les hôpitaux de campagne sont presque théoriques, puisque c'est, en France, une organisation nouvelle, qui n'a pas encore fonctionné avec nos armées dans des guerres européennes ; mais nous avons l'exemple des hôpitaux de campagne allemands qui ont rendu de grands services pendant la guerre de 1870-71.

Dès cette époque, nous avions compris l'absolue nécessité de formations sanitaires destinées à venir remplacer les ambulances, qui restaient alors immobilisées, pendant plusieurs jours, après les grandes batailles, et qui furent obligées de laisser leurs divisions partir sans secours médicaux autres que ceux que pouvaient donner les médecins de régiment munis d'un matériel précaire.

Les hôpitaux de campagne allemands en 1870[1].

L'histoire médicale de la guerre de 1870-71, traduite par le regretté médecin principal Zuber, pourra vous donner une idée du mouvement des forma-

1. Voir la carte n° 2 à la fin du volume.

tions sanitaires allemandes, pendant la journée du 16 août.

Je résume le passage qui y a trait et qui a été relaté dans les *Archives de Médecine et de Pharmacie militaires* de 1884.

Je vous rappelle, tout d'abord, que le mot de détachement sanitaire signifie ambulance, et que les corps d'armée allemands ont douze hôpitaux de campagne, chiffre auquel nous serons obligés d'arriver dans les corps d'armée à trois divisions.

« Le IIIe corps d'armée remontant, le 16 août de » bonne heure, de la vallée de la Moselle vers le nord, » attaqua sur un front très étendu la position de » Vionville.

» A l'aile droite, le 1er détachement sanitaire cher- » cha à établir des places de pansement au sud du » Bois-des-Prêtres, mais sans y réussir. Il dut se re- » tirer un peu en arrière pour préparer, à Saint-Thié- » bault, un abri sûr aux blessés qui affluaient. Il di- » rigea immédiatement les blessés transportables sur » Gorze où, pendant la bataille, l'hôpital n° 5 puis, » plus tard, l'hôpital n° 7 s'étaient établis.

» A Vionville fonctionnait le 3e détachement sani- » taire du IIIe corps ; le 2e détachement avait établi » une place de pansement à Tronville sur l'aile gauche, » mais il dut renforcer au cours de la bataille, avec » sa 2e section, le 3e détachement à Vionville.

» Le directeur du service de santé du IIIe corps avait, » en outre, dirigé sur la place de pansement de Vion- » ville douze médecins, et sur celle de Tronville huit » médecins, provenant des hôpitaux non établis du » IIIe corps.

» L'hôpital n° 2 s'établit à midi à Tronville. Le reste » du personnel des hôpitaux n°s 4, 8, 9, 10, 11 et 12

» du IIIe corps s'arrêta, avec le matériel, à proximité » de Tronville, les oscillations de la lutte paraissant » rendre impossible l'installation d'autres hôpitaux à » proximité du champ de bataille ; on essaya d'ins- » taller l'hôpital n° 12 à Puxieux, mais on dut y re- » noncer.

» Le Xe corps vient prendre part au combat, et éta- » blit trois détachements sanitaires en plein air ; le » premier avec la 19e division entre Mars-la-Tour et » Tronville, le deuxième avec la 20e division, dans un » petit bois entre Tronville et Chambley, le troisième » avec l'artillerie de corps un peu au nord de Cham- » bley.

» Au VIIIe corps, le directeur du service de santé » avait fait installer le 2e détachement sanitaire entre » Gorze et le Bois-des-Oignons ; mais s'apercevant » bientôt de l'énorme quantité de blessés qui arri- » vaient en ce point, il y envoya les deux autres dé- » tachements sanitaires, et, en même temps, prescrivit » l'établissement à Gorze et à Saint-Thiébault des hô- » pitaux n° 2 et n° 5 du VIIIe corps.

» Toutes ces formations fonctionnèrent le jour et » toute la nuit.

» Le 17 au matin, le 1er détachement du IIIe corps » laissa ses malades à l'hôpital n° 5 du VIIIe corps » établi à côté de lui à Saint-Thiébault, et le 18 août » il marchait avec sa division.

» Le 2e détachement sanitaire du IIIe corps resta à » Vionville, où il opéra le relèvement des blessés pour » la journée du 18, et il fut remplacé à sa division par » le 3e détachement appartenant normalement à l'ar- » tillerie de corps.

» Les détachements sanitaires du VIIIe corps, oc- » cupés jusqu'au soir du 17 août au transport de leurs

» blessés vers Gorze, marchèrent au combat du 18 avec » leurs divisions ; il en fut de même des deux pre- » miers détachements du Xe, dont le 3e détachement, » retenu à Chambley jusqu'au 19, ne rejoignit son ar- » tillerie que le 21.

» Pendant ce temps les hôpitaux de campagne fonc- » tionnaient aussi sans relâche.

» Les hôpitaux n°s 1 et 3, du IIIe corps, et n°s 6, 9 » et 11 du VIIIe corps, étaient retenus depuis le 6 août » à Saarbrück, Spickeren et Courcelles.

» Les hôpitaux n°s 5 et 7 s'installèrent le 17, comme » nous l'avons vu, à Gorze ; le premier (n° 5) à l'Hôtel » de Ville, la caserne de Gendarmerie, le château » Sainte-Catherine, reçut, jusqu'au 20 août, 754 bles- » sés ; le deuxième (n° 7) occupa l'asile départemen- » tal de la Moselle, et reçut, les 16 et 18 août, 385 bles- » sés ; ils demeurèrent en leur emplacement jusqu'au » 7 septembre et 5 novembre. Il faut remarquer que » les corps d'armée s'étant installés autour de Metz, » les hôpitaux n'eurent pas besoin d'être relevés plus » tôt par le service des étapes.

» L'hôpital n° 2 du même corps occupa plusieurs » locaux de Tronville et reçut 610 blessés, mais le » manque d'eau et l'influence fâcheuse des émanations » du champ de bataille voisin entraînèrent la ferme- » ture de cet hôpital dès le 26 août.

» Le 16 au soir, l'hôpital n° 5 du Xe corps s'établis- » sait à Thiaucourt, où il reçut, le 17, l'assistance de » l'hôpital n° 10 du même corps. Ils occupèrent l'asile » Sainte-Anne, l'église, l'école, la mairie et plusieurs » maisons ; ils reçurent 2.059 blessés.

» A Vionville, trois hôpitaux fonctionnèrent dès » le 17 au matin ; en raison du manque de bâtiments » importants, on dut installer les blessés dans pres-

» que toutes les maisons, et le village fut pour ainsi dire
» partagé entre trois secteurs, correspondant aux trois
» hôpitaux. Tout le bois disponible, y compris les bancs
» d'église, fut employé à confectionner des lits impro-
» visés. Il entra 1343 blessés dans ces trois hôpitaux.

» En résumé, le 16 août, dix détachements sani-
» taires et dix hôpitaux de campagne fonctionnèrent
» avec 122 médecins (22 de plus que nous n'en au-
» rions pour les mêmes formations). Ils reçurent
» 15.800 blessés, soit 130 par médecin.

» Le 18 août, vingt détachements sanitaires et
» vingt-quatre hôpitaux de campagne avec 260 méde-
» cins (34 de plus que nous) reçurent 20.173 blessés :
» 1 médecin pour 78. »

Vous voyez par cet aperçu combien grande a été l'utilité des hôpitaux de campagne, qui ont permis presque toujours aux détachements sanitaires allemands de ne pas abandonner leurs divisions, contrairement à ce qui se passait dans notre armée, où les ambulances ont été presque toutes immobilisées ; plusieurs même, dans l'impossibilité d'évacuer tous leurs blessés, ont été prises par l'ennemi le 17 août et n'ont été restituées à l'armée de Metz que bien des jours plus tard ; si bien que plusieurs divisions, au combat du 18 août, n'étaient plus suivies de leurs ambulances, et comme les hôpitaux de campagne n'existaient pas, on dut, tant bien que mal, pourvoir aux nécessités du moment en empruntant du personnel et du matériel aux ambulances des divisions voisines déjà fort peu garnies, et avoir recours à des ambulances libres, dont l'utilisation sur les champs de bataille et dans les services de l'avant a été si formellement condamnée par l'un des chefs les plus illustres de l'une d'elles, le professeur Lefort.

Vous pourrez vous convaincre, d'après ce que vous savez déjà de notre organisation, de la grandeur du progrès accompli ; toutefois il faut bien se rendre compte que si le service de santé allemand a, pendant la guerre de France, fonctionné d'une manière qu'on peut presque dire irréprochable, c'est que l'armée à laquelle il appartenait était victorieuse, et que, si perfectionnée que soit son organisation, il y eût peut-être eu des mécomptes, le relèvement des détachements eût été moins régulièrement opéré et les ambulances comme les postes de secours eussent moins aisément rejoint leurs divisions et leurs régiments, si, au lieu d'une marche continue en avant, il y avait eu retraite ou déroute.

C'est vous dire qu'il faut, dans l'avenir, marcher en avant.

FONCTIONNEMENT DES FORMATIONS SANITAIRES *(Suite)*

L'HÔPITAL D'ÉVACUATION

L'hôpital d'évacuation constitue la première et la plus importante des formations de l'arrière.

Rôle de l'hôpital d'évacuation.

Son but est de concentrer tous les malades et blessés venant de l'avant, d'en opérer soigneusement et à l'aise le triage, et de les diriger, suivant leur état, soit vers l'intérieur, soit sur les dépôts d'éclopés et de convalescents, soit, s'ils ont besoin de soins immédiats, sur les hôpitaux auxiliaires de la région où ils seront traités par le personnel des sociétés de secours aux blessés comme dans les hôpitaux du territoire.

On comprend d'après cela que l'hôpital d'évacuation doive s'installer dans un point où la tranquillité soit plus grande que dans la zone de l'avant, où il soit à l'abri sûr des fluctuations de la bataille, par conséquent dans la zone des étapes.

Mais comme il ne faut pas non plus être trop éloigné du centre de l'action, et qu'il importe d'éviter aux blessés un trop long parcours sur des véhicules peu confortables, l'emplacement de cet hôpital est tout désigné à la gare du chemin de fer la plus rapprochée de la zone de l'avant, à la *station tête d'étapes de guerre.*

Dans le cas où cette station tête d'étapes de guerre serait trop éloignée du quartier général du corps d'armée, soit parce que la voie aurait été coupée, soit parce qu'elle cesserait de se diriger vers la zone de l'avant, soit parce que la ligne de chemin de fer serait à son terminus, on créerait, dans la ville la plus rapprochée de cette zone, sur la route qui relie la station tête d'étapes de guerre au quartier général, une véritable succursale qui prend le nom de *station tête d'étapes de route.*

L'hôpital d'évacuation y installerait une section, dont nous verrons plus tard le fonctionnement ; mais, pour le moment, pour simplifier les choses, nous supposerons que la station tête d'étapes de guerre est assez rapprochée du centre des opérations pour qu'on n'ait pas eu besoin de le dédoubler.

Personnel et matériel.

Le personnel d'un hôpital d'évacuation se compose de :

1° Un médecin-major de 1re classe de l'armée active, médecin-chef, et cinq médecins en sous-ordre, dont un aide-major du cadre actif.

2° Deux pharmaciens.

3° Deux officiers d'administration, dont un du cadre actif, gestionnaire.

4° 46 sous-officiers, caporaux et soldats infirmiers,

dont quatre commis aux écritures, huit infirmiers de visite, et trente-quatre infirmiers d'exploitation.

Le matériel comprend :

Deux approvisionnements d'hôpital de campagne (3700 pansements et 10 brancards), une étuve Geneste et Herrscher.

En outre, pour le réapprovisionnement des formations de l'avant :

Deux approvisionnements de réserve de médicaments pour cent blessés.

Quatre approvisionnements de réserve de pansements pour cent blessés (6400 pansements).

Un approvisionnement de réserve pour corps de troupe (1400 pansements et 40 brancards).

Chaque hôpital d'évacuation comprend de plus trois trains sanitaires improvisés, ayant chacun comme personnel : un médecin aide-major, un pharmacien, un officier d'administration, 45 infirmiers, dont un commis, cinq infirmiers de visite et 39 infirmiers d'exploitation ; comme matériel, les appareils Bry-Ameline et Bréchot-Despretz-Ameline, 400 brancards et 400 couvertures pour 400 blessés, avec tous les objets d'exploitation nécessaires pour la route.

C'est donc un total de 9 médecins, 5 pharmaciens, 5 officiers d'administration, et 180 sous-officiers, caporaux et infirmiers, et un matériel énorme, puisque son poids est de 48.500 kilog. et son volume de 193 mc. ; chaque hôpital de campagne entre dans cette masse pour 2700 kilog. et 11 mc., et chaque train sanitaire pour 13000 kilog. et 53 mc.

Remarquez qu'il n'y a pas de personnel du train des équipages militaires, tout le matériel devant être transporté par chemin de fer ou par voitures du service général ou de réquisition.

Autour de l'hôpital d'évacuation gravitent, si j'ose m'exprimer ainsi, comme des satellites indispensables, d'autres formations sanitaires : un dépôt d'éclopés, un dépôt de convalescents, un ou plusieurs hôpitaux auxiliaires, ou, à leur défaut, un hôpital de campagne temporairement immobilisé, et, placé un peu plus loin, un hôpital de contagieux.

Le fonctionnement de l'hôpital d'évacuation ne serait pas complet, ne serait pas normal, sans l'assistance de ces auxiliaires importants, qui conservent, bien entendu, leur indépendance et leur vie propre.

Fonctionnement.

Comme toutes les autres formations sanitaires, l'hôpital d'évacuation est dirigé par un médecin-chef, et placé sous la haute surveillance du médecin-chef du service de santé des étapes, en même temps qu'au point de vue du commandement, sous celle du commandant de la station d'étapes.

Quelles sont les attributions du médecin-chef?

Quelles sont les qualités qui lui sont nécessaires ?

Il n'aura pas, comme dans les ambulances, à s'occuper des questions militaires relatives au mouvement de son unité : ici, pas d'heure de départ à fixer par le calcul des distances, pas de point initial à reconnaître, pas de colonne dans laquelle il faille avec tant de soin et de régularité prendre sa place, pas de cantonnement à faire, pas de bivouac.

Toutes ces préoccupations si sérieuses n'existent pas pour le chef de l'hôpital d'évacuation.

Cela ne veut pas dire qu'il ne se déplace pas. Il se déplace, souvent même ; mais, au moment venu, le commandant de la station l'informe de l'heure du départ, l'avise de l'heure où des moyens de transport seront mis à sa disposition ; il n'a donc qu'à faire fermer ses ballots et ses caisses, qu'on viendra prendre à domicile, et à se tenir prêt à se mettre en route, à l'heure dite, avec son personnel. Son convoi fera partie intégrante du vaste convoi de la station d'étapes.

Donc, pas de préoccupation de ce côté. Le rôle de l'hôpital d'évacuation ne consiste pas, en effet, dans sa mobilité : c'est au contraire au repos, sur place, qu'il fonctionne.

Et comment fonctionne-t-il ?

Presque comme un hôpital du temps de paix, mais comme un hôpital dont l'effectif varierait d'un jour à l'autre dans des proportions colossales, et dont les dimensions seraient pour ainsi dire élastiques, et devraient, à volonté, s'élargir et se rapetisser : un hôpital dont le gestionnaire serait obligé de pourvoir à l'alimentation de cent malades aujourd'hui, dix demain, mille ou quinze cents après-demain, presque à l'improviste.

Quel qu'en soit le nombre, le médecin-chef, dans le rapport journalier, en rendra compte à son directeur et au commandant d'étapes, qui seront tenus au courant, non seulement des entrées et sorties, mais des diverses catégories sur lesquelles nous reviendrons plus tard, et connaîtront ainsi chaque jour la situation exacte des malades et blessés à évacuer sur le territoire.

Examinons donc le détail du fonctionnement de notre hôpital dans les diverses phases de son existence.

Je ne m'attarderai pas à la période du début, à la réunion du personnel, à l'embarquement de ce personnel et du matériel, à l'arrivée au point de concentration, aux formalités à remplir ; cette période est la même pour toutes les formations, vous la connaissez ; je ne veux pas vous faire perdre votre temps à des redites.

Bref, nous sommes arrivés à la station tête d'étapes de guerre.

Le médecin-chef a fait débarquer provisoirement sur le quai le matériel, et l'officier gestionnaire a veillé à ce que chaque unité de ce matériel soit bien distincte des autres, à ce qu'il ne puisse y avoir confusion. C'est une mesure d'ordre capital pour éviter plus tard bien des pertes de temps.

Choix de l'emplacement de l'hôpital.

Un des gros soucis du médecin-chef est le choix et l'installation des locaux.

La mission principale de l'hôpital d'évacuation étant le chargement des malades et blessés sur les trains sanitaires, il va de soi qu'il faut éviter un long transport pour arriver à la gare. De là la préoccupation de plusieurs auteurs de vouloir installer l'hôpital à la gare même, sinon dans les salles réservées aux voyageurs, du moins dans les halls de marchandises, que l'on pourrait, par des cloisonnements, transformer en véritables salles.

Je ne partage absolument pas cette manière de voir, parce que j'imagine que tous les locaux d'une gare, à la station tête d'étapes de guerre, seront toujours encombrés par le matériel arrivant d'une manière incessante pour l'usage de l'armée, son alimentation, ses besoins de toute nature. Il y aura là, à n'en pas douter, un mouvement et un tumulte incompatibles avec le bon fonctionnement d'un hôpital d'évacuation qui a besoin d'une tranquillité et d'un ordre parfaits.

Mais, après tout, quelle nécessité y a-t-il à ce que l'hôpital soit en contact si immédiat avec les trains sanitaires ?

L'important, à mon sens, est qu'on ne soit pas obligé de recourir à des voitures pour opérer le transport de l'hôpital au train ; ce serait, en effet, un chargement et un déchargement pénibles, prenant beaucoup de temps, et qui ne seraient pas sans inconvénient pour les blessés ; mais il suffit pleinement que ce transport puisse s'effectuer sur les brancards du train sanitaire ; de cette manière les blessés ne changeront pas de place, c'est sur leur lit même, le brancard, qu'ils seront portés sans transbordement jusqu'à leur wagon.

Le médecin-chef devra donc chercher son emplacement, non dans la gare, mais dans le voisinage, assez près pour que le trajet ne soit pas trop long ; non que je craigne le manque de porteurs, ce ne seront pas les bras qui manqueront, on en requerra au besoin ; non plus que je redoute pour des blessés, qui vont accomplir un long voyage en chemin de fer, quelques minutes de transport en brancard ; c'est surtout une question de mauvais temps, de froid, de pluie, et aussi une question de temps perdu, qui me décideraient à me placer tout à proximité des quais d'embarquement.

Au surplus, il est assez habituel de trouver, dans le voisinage des grandes gares, des établissements industriels, des usines, des magasins, des entrepôts ; à leur défaut, un peu plus loin, des établissements d'instruction, une église, des maisons un peu vastes, où l'hôpital trouverait toute possibilité de s'installer ; d'autant plus que ce n'est qu'exceptionnellement que nous aurons besoin d'un grand nombre de places : les combats n'ont pas lieu tous les jours. Cependant, au début, à défaut de blessés, il pourra bien se faire que nous trouvions, dès notre arrivée, beaucoup de malades nous attendant dans les hôpitaux du lieu et des environs, et dans les ambulances et hôpitaux de campagne qui nous ont devancés.

C'est qu'il n'y a pas que des blessés à la guerre : le rhumatisme, la pleurésie, la pneumonie, la tuberculose, les accidents ordinaires, fractures, entorses, luxations, la syphilis même n'ont pas abdiqué.

Et il est vraisemblable qu'en raison de la précipitation du mouvement lors de la mobilisation, on aura emmené bien des gens qu'il eût mieux valu laisser chez eux et qu'il faudra, bon gré mal gré, y renvoyer, sans compter que les débuts d'une campagne sont toujours difficiles et créent bon nombre de maladies courantes.

Mouvement journalier des malades à l'hôpital d'évacuation.

J'ai lu dans un travail d'Heuyer [1] que, d'après les probabilités admises par l'état-major, une compagnie d'infanterie serait, en un mois, et en dehors de toute perte par le feu, réduite de 250 à 200 hommes ; ce chiffre me semble bien considérable : 20 pour 100 de l'effectif.

Je me plais à croire qu'il est exagéré : c'est cependant celui admis par les Allemands et par Touraine, après la guerre de 1870.

Quoi qu'il en soit, il serait, je crois, téméraire de

1. *Le service de campagne de première ligne*, 1892, par Heuyer, médecin-major de 1re classe.

fixer, même approximativement, le chiffre des malades que l'hôpital d'évacuation trouvera à son arrivée; cela dépendra de beaucoup de circonstances, entre autres du temps qui s'écoulera entre l'arrivée des premières troupes et l'installation de cet hôpital. Qu'importe, au reste? Acceptons ce chiffre, quel qu'il soit, et liquidons la situation, en expédiant de suite sur l'intérieur, par les trains ordinaires, tous les transportables assis qui nous attendent; laissons provisoirement aux hôpitaux de campagne ou aux auxiliaires, s'il y en a dans la place, les intransportables; aux dépôts, les éclopés, les convalescents et les petits malades, et cherchons notre installation pour les malades à transporter couchés, qui sont déjà arrivés, ainsi que pour tous ceux qui vont nous arriver chaque jour des ambulances, pendant cette période des marches de concentration.

Pouvons-nous nous faire une idée de ce mouvement journalier?

La statistique que je trouve dans le travail d'Heuyer indique pour la guerre de 1870-1871, 370.000 malades pour l'armée française et 400.000 pour l'armée allemande; ce qui équivaudrait, d'après lui, à 30 malades par division, à 60 par corps d'armée et par jour, tout compris: ceux qui restent au corps et ceux qui entrent aux ambulances.

Mais nous pouvons aussi nous baser sur ce que l'on constate dans les manœuvres d'automne, où les fatigues et les intempéries sont les mêmes qu'en temps de guerre; on peut évaluer que, dans ces conditions, chaque régiment fournit, en outre de ceux qu'il garde, 10 malades, dont 7 aux ambulances, dépôts d'éclopés et convalescents, et 3 seulement destinés à l'hôpital d'évacuation: au total une trentaine par jour pour le corps d'armée.

Installation des locaux en dehors des périodes de combat.

Le médecin-chef va donc chercher une installation qui, pour cette période de début, ne sera pas bien complexe :

1° Des locaux accessoires : salle de réception des malades, cuisine, pharmacie, etc. ;

2° Une salle pour les transportables assis : à ce moment, il arrive tous les jours des trains et tous les jours il en repart, qui emporteront les malades de cette catégorie qui ne nous demanderont pas beaucoup de places : 50 au maximum ;

3° Une ou plusieurs salles de transportables couchés.

Il est certain qu'on ne pourra pas multiplier ces convois ; nous devrons autant que possible attendre, pour faire une évacuation par train sanitaire, qu'on ait assez de malades pour un train complet, ce serait 400 places ; mais pour arriver, dans la période où nous sommes, à ce gros chiffre, il nous faudrait, avec le courant prévu, rester bien longtemps au même endroit, auquel cas nous aurions le temps d'aviser ; contentons-nous donc tout d'abord d'une centaine de lits, sauf à aviser plus tard si c'est nécessaire ;

4° Nous pourrions à la rigueur avoir aussi une cinquantaine de places pour les intransportables, en attendant qu'ils puissent être versés aux hôpitaux auxiliaires.

La place n'est pas tout ; il faut se préoccuper encore des moyens de couchage ; nous avons déjà nos sacs à paille de l'approvisionnement, mais c'est un couchage de nécessité ; il y aura donc lieu de réquisitionner, sinon des lits complets, au moins des matelas, des draps, des couvertures. Il faudra aussi se procurer, par achats sur place ou par réquisition, les vivres nécessaires.

Acceptons donc ce chiffre, peu certain, je le veux bien, de 200 places. S'il faut l'augmenter, nous le ferons tout à notre aise, parce que nous ne pouvons guère être surpris, pas même par une épidémie, puisque les contagieux ne nous arrivent pas et vont directement aux hôpitaux spéciaux.

Et puis, nous sommes depuis plusieurs jours déjà au même endroit ; pendant ce temps l'armée a marché, je suppose, sans encombre.

Déplacement de la station tête d'étapes.

La station tête d'étapes de guerre était, au moment de notre arrivée, à trente kilomètres seulement du quartier général ; c'était peu, mais avant la période des hostilités il est inutile d'avoir une plus grande distance, puisqu'il n'y a pas de fluctuations à craindre ; mais le corps d'armée s'étant avancé, par exemple, pendant notre séjour, de 40 kilomètres, nous sommes maintenant à 70 kilomètres, et le général commandant l'armée a jugé à propos de rapprocher la station tête d'étapes de guerre.

Dès qu'il en a reçu l'ordre, le commandant de la station en a informé les différents chefs de service :

« En exécution de l'ordre du général commandant » la première armée, en date du ....., la station tête » d'étapes de guerre de A....., sera transportée demain à B....., distance : 30 kilomètres, sur la ligne de » Paris à X.....

(Suivent des détails relatifs à d'autres services qui ne nous concernent pas).

» Le matériel de l'hôpital d'évacuation sera chargé » sur le train n° 924, qui quittera la gare des » marchandises à midi 10'. Ce matériel devra être

» rendu sur le quai n° 7, à neuf heures 1/2 du matin.

» M. le médecin-chef des étapes réquisitionnera les » voitures nécessaires.

» Les 80 malades qui doivent être évacués par train » ordinaire sur l'intérieur partiront aujourd'hui par le » train de voyageurs n° 18, qui quittera la gare à » neuf heures 5′ du soir; trois wagons de 2e classe » leur seront réservés.

» Des mesures sont prises pour que huit wagons de » marchandises puissent recevoir les appareils Bry- » Ameline nécessaires au transport des 70 malades » qui ne peuvent voyager assis[1].

» Deux autres wagons, dont les appareils Bry-Ame- » line seront fournis et installés par l'hôpital d'éva- » cuation, prendront à la station de C..., huit ma- » des laissés par la 2e division, et à D..., onze malades » de la 1re division que le rapport d'hier indique » comme pouvant être évacués.

» Un télégramme envoyé aux hôpitaux civils de C... » et D... invite les directeurs de ces hôpitaux à pren- » dre les mesures nécessaires pour que les malades se » trouvent à la gare à l'heure du passage du train.

» Les 45 intransportables seront, en l'absence d'un » hôpital auxiliaire, remis à l'hôpital du lieu et confiés » aux soins de la municipalité.

» Les dépôts d'éclopés et de convalescents suivront, » avec leurs malades, la marche de la station tête » d'étapes.

» M. le médecin-chef des étapes donnera des ordres » en conséquence.

1. Autant que possible, il faudra faire des trains sanitaires complets, mais je ne pense pas qu'au moment où l'hôpital se déplacera, il doive laisser sur place un nombre relativement considérable de malades.

» Le général, directeur des étapes,

» Signé : X... »

« Vu et transmis pour exécution, à M. le médecin-
» chef de l'hôpital d'évacuation, qui sera informé dans
» la soirée de l'heure à laquelle les voitures de réqui-
» sition seront rendues à l'hôpital.

» Le médecin principal de 1re classe, chef du ser-
» vice de santé des étapes,

» Signé : X... »

Il est dix heures du matin quand le médecin-chef reçoit cet ordre.

Il n'a pas, comme vous le voyez, beaucoup de temps à perdre; son premier soin va être de réunir son personnel.

Il prescrira à l'aide-major du train d'évacuation d'exécuter la partie de l'ordre qui le concerne.

Cet aide-major va se transporter, avec deux de ses infirmiers, à la gare, où il s'assurera de l'emplacement des dix wagons qui lui sont destinés, il s'occupera de la désinfection et prendra toutes les mesures que comporte la situation; nous en reparlerons à propos des trains sanitaires.

Je reviens au médecin-chef qui a des ordres de détail à donner à l'officier gestionnaire ; on devra s'occuper sans tarder des deux listes d'évacuation, une pour le train ordinaire, une pour le train sanitaire ; les médecins traitants rempliront pour chaque évacué, conformément au règlement, les indications du billet d'hôpital.

Pendant ce temps le médecin-chef ira s'entendre avec le maire, au sujet de la réception par l'hôpital des 45 intransportables.

L'entente faite, il reviendra s'occuper immédiatement de leur transport, qui devra s'effectuer dans l'après-midi, avant le départ des évacués ; après, il serait trop tard, et demain matin on aura autre chose à faire.

Le médecin-chef surveillera, bien entendu, ces deux opérations successives, et le lendemain il ne restera qu'à s'occuper du chargement du matériel.

Dans la soirée, l'avis est parvenu que douze voitures seront rendues devant l'hôpital le lendemain, à six heures du matin, et que, si le chiffre en est insuffisant, les premières déchargées feront double voyage.

Vous le voyez, tout cela est simple, surtout si vous le comparez au service du médecin-chef d'ambulance, qui doit se mettre en mouvement et prendre sa place, à l'heure juste, dans la colonne, après avoir pourvu à l'expédition de tous les malades reçus dans la soirée et dans la nuit.

Rappelez-vous cette foule de détails, que je vous ai énumérés en vous parlant de l'ambulance divisionnaire.

Mais ce n'est jusqu'ici que la petite besogne. Nous allons nous installer plus loin ; même répétition, même train-train journalier, même réception de malades auxquels se joindront parfois quelques blessés d'escarmouches ou de grand'gardes.

Chaque matin, le médecin-chef verra les malades traités par ses collaborateurs et lui, de manière à pouvoir en dresser la liste exacte, par catégories, qu'il doit envoyer chaque jour à son directeur. Chaque matin, il réunira au rapport les médecins traitants, le pharmacien le plus élevé en grade, l'officier gestionnaire, et leur communiquera les ordres reçus et ses propres décisions. Il réglera, comme dans un hôpital de l'intérieur, toutes les questions journalières : discipline, alimentation, réquisitions, affectation du personnel, évacuations, etc.

Fonctionnement de l'hôpital d'évacuation après une bataille.

Jusqu'ici peu de difficultés sérieuses. Mais tout a une fin, et cette demi-tranquillité va être brusquement interrompue par un télégramme du général commandant l'armée, informant le directeur des étapes qu'une bataille est imminente et aura probablement lieu demain, 18 juillet, vers X..., distant de la station d'environ soixante kilomètres.

Cet avis est transmis par le médecin-chef des étapes, je suppose à trois heures de l'après-midi, au médecin-chef de l'hôpital, avec invitation à prendre les mesures nécessaires.

Le médecin-chef va donc s'occuper sans retard de donner à son hôpital une extension répondant aux besoins probables.

Il a, du reste, du temps devant lui : la bataille n'aura lieu que demain, 18, au plus tôt ; les premiers blessés ne partiront pas avant une ou deux heures du soir des ambulances ; nous savons qu'ils auront au moins 50 kilomètres à parcourir ; c'est un trajet de 15 heures au minimum ; ils ne peuvent donc pas être là avant après-demain 19, à cinq heures du matin ; on a le temps d'agir.

Rendement de l'hôpital d'évacuation.

Mais quels sont ces besoins probables ? Quel est le chiffre des blessés qui vont envahir l'hôpital ? C'est une bataille importante qui est annoncée. Il ne faut pas nous laisser prendre au dépourvu.

Nous devons, pour fixer nos idées à cet égard, consulter les chiffres des blessés des dernières grandes batailles; chiffres à l'aide desquels j'ai construit le tableau suivant qui donne :

1° Le chiffre total des tués et blessés, abstraction faite des disparus (parmi lesquels il y a forcément des tués et des blessés surtout dans l'armée vaincue) :

2° Le même chiffre pour cent hommes d'effectif ;

3° Un chiffre qu'il nous importe beaucoup de connaître, le nombre des tués et blessés rapporté à 30.000 et à 42.500, c'est-à-dire l'effectif d'un corps d'armée à deux et à trois divisions, en ne comprenant que les combattants réduits de 15 pour 100 après les premières marches ;

4° Enfin, le nombre de tués pour cent hommes touchés par les projectiles[1].

		CHIFFRE TOTAL DES BLESSÉS ET TUÉS, NON COMPRIS LES DISPARUS	TUÉS et BLESSÉS			NOMBRE DE TUÉS SUR 100 TOUCHÉS
			0/0 D'EFFECTIF	sur 30.000 D'EFFECTIF	sur 42.500 D'EFFECTIF	
Sadowa.	Prussiens...	8.877	6.30	2.205	2.677	6.8
	Autrichiens.	18.781	12.52	4.382	5.311	15.73
Reischoffen.	Français....	11.000	24 »	8.400	10.200	»
	Allemands..	9.269	5.8	2.030	2.465	15.5
Forbach.	Français....	1.982	9.9	3.465	4.207	16.2
	Allemands..	4.499	15.6	5.460	6.630	19
Gravelotte.	Français....	10.488	9.1	3.185	3.867	12
	Allemands..	13.573	8.9	3.115	3.782	24
St-Privat.	Français....	7.855	5.46	1.911	2.320	16
	Allemands..	19.638	7.61	2.663	3.234	21.6
Sedan.	Français....	17.000	13.7	4.795	5.822	18
	Allemands..	8.229	4.2	1.470	1.785	28
Plewna.	Russes......	»	»	»	»	25.7

1. Ces renseignements sont extraits des ouvrages de : Chauvel et Nimier, *Traité de chirurgie d'armée* ; Delorme, *La chirurgie de guerre* ; Heuyer, *Les formations sanitaires de l'avant.*

Mais ces chiffres, même ceux rapportés à 30.000 et 42.500, font-ils bien notre compte, et nous donnent-ils un renseignement suffisant ? Non. Ils ne représentent qu'une moyenne comprenant aussi bien les divisions en réserve que les troupes engagées, qui ont été certainement plus endommagées que les premières, et pour preuve : tandis que dans ce tableau nous ne trouvons que dans deux cas une moyenne de plus de 15 pour 100 touchés par les projectiles, il est constaté qu'à la bataille de Saint-Privat (18 août), le corps d'armée de la garde prussienne a perdu 8.052 hommes, soit 27,7 pour 100.

Le 3e corps d'armée, à Gravelotte, 6.773, 27 p. 100.

Le 5e corps d'armée, à Reischoffen, 4.879, 19 p. 100.

Le 9e corps d'armée, à Saint-Privat, 4.051, 16 p. 100.

A la bataille de Gravelotte, les 3e, 8e, 9e et 10e corps allemands, réunis, perdent 13.548, 21 pour 100, soit une moyenne de 5.250 par corps d'armée.

Dans l'armée française, où les statistiques n'ont pu être rigoureusement établies, on admet généralement que, le 16 août, les 2e, 3e, 4e corps et la garde impériale ont perdu 20 pour 100, et le 6e corps 18 pour 100 de leur effectif (Heuyer), soit 4.500 à 5.000 hommes par corps d'armée.

C'est donc plutôt sur ces chiffres, et non sur des moyennes, qu'il nous faut tabler, puisque les moyennes comprennent les troupes en réserve, qui sont moins frappées.

Examinons donc, et tirons les conclusions de ces chiffres :

Tout d'abord, je veux bien admettre que ces chiffres de 4.000, 4.500, 5.000 tués et blessés par corps d'armée sont exceptionnels, eu égard au grand nombre de corps d'armée engagés et de combats livrés pendant les guerres récentes.

Aussi, pour n'être pas taxé d'exagération, vais-je vous proposer d'accepter un chiffre de 3.000 et de rechercher avec moi, sur ce chiffre de 3.000 qui sera, soyez-en sûrs, plus d'une fois dépassé, combien de blessés arriveront à l'hôpital d'évacuation dans les quarante-huit heures qui suivront l'arrivée du premier convoi.

Il est, en premier lieu, toute une catégorie à déduire : les tués sur place ou morts rapidement à l'ambulance.

D'après Chauvel et Nimier, dans toute la guerre de 1870-71, sur 100 touchés, 15,5 ont été tués sur place ; d'après Heuyer, 15 pour 100.

Longmore, un chirurgien anglais, dans une statistique établie sur cent combats, trouve un chiffre bien supérieur, 25 pour 100 ; ce nombre même est dépassé dans la guerre turco-russe de 1877-78 ; la moyenne du tableau que j'ai établi plus haut est de 18 pour 100, soit, pour l'ensemble des quatre statistiques, 18 pour 100.

Donc 18 tués, sur 100 touchés, n'arriveront pas chez nous ; sur 3.000, 540 ; reste 2.460.

Une deuxième catégorie comprend les intransportables.

Là, Messieurs, s'ouvre une parenthèse. Quels seront les blessés intransportables, quels seront les transportables ?

Est-il possible d'en faire une classification exacte, un tableau précis auquel on devra se conformer dans toutes les circonstances ?

Je ne le crois pas.

Certes, il est des cas où le doute ne pourra pas exister, et les auteurs que j'ai cités sont d'accord pour ranger dans la première catégorie les hommes atteints de fractures des os du crâne, de la colonne vertébrale, de fractures comminutives de la hanche, de la cuisse, du genou, voire même de la jambe ; également ceux atteints de plaies pénétrantes des grandes cavités, des gros vaisseaux, des gros troncs nerveux.

Pour toutes ces lésions, pas d'hésitation ; et encore quels sont les gros vaisseaux et les gros troncs nerveux, et où est la limite?

Mais poussons l'examen plus loin, nous allons trouver des blessures de certains os de la face, du nez, du maxillaire supérieur ; certaines fractures de la jambe, qu'on pourra, suivant leur gravité, faire rentrer dans les transportables ou les intransportables.

Telle fracture, même comminutive, de la jambe, bien maintenue dans un appareil, permettra le transport ; telle autre, non.

Les vastes traumatismes des parties molles, dit un de mes auteurs, rendent le transport impossible ; c'est bientôt dit ; mais où commence le « vaste traumatisme », et où finit celui qui ne l'est pas?

De même pour les blessures multiples ; multiples, est-ce deux, trois, quatre? et la gravité ne sera-t-elle pas un facteur important, plus que la multiplicité?

Tout cela ne peut être qu'affaire d'appréciation, de tact chirurgical et d'expérience, bien plus que de classification. Tout au plus pourra-t-on donner quelques indications, et encore, tenez pour certain que ces indications ne pourront porter que sur des cas qui ne permettront pas le doute ni l'hésitation.

Je ferme ma parenthèse et reviens à mes chiffres.

Nous avons dit : 3.000 touchés, dont 18 pour 100, soit 540 tués, reste 2.460.

Défalquons aussi de suite 4 à 5 pour 100 des blessés que les postes de secours ont renvoyés au combat après pansement, soit 123, ce qui ramène l'effectif des blessés arrivant aux ambulances à 2.337.

Et comptons les intransportables : d'après Longmore, le chiffre des blessés gravement atteints serait de 333 pour 1.000 du total; c'est le chiffre admis par le ministère de la guerre et par les Allemands pour la guerre de 1870. Heuyer, dans une statistique de la guerre de sécession, a trouvé un chiffre un peu plus élevé, 400 pour 1.000; à cause du nouvel armement, nous pouvons bien accepter ce dernier chiffre. De ces 400 blessés graves, 100 le seraient assez pour être d'emblée déclarés intransportables ; mais nous pouvons largement doubler ce chiffre, 100 autres devant être observés pendant quelques jours, avant d'être mis en route.

Il devra donc rester aux hôpitaux de campagne 20 0/0 du chiffre total des blessés; soit, sur 2.460: 492, après, bien entendu, que ces hôpitaux auront opéré toutes les évacuations du jour et du lendemain de la bataille, et qu'ils auront cessé de fonctionner comme annexes d'ambulance.

C'est donc, après ces déductions, en chiffres ronds, 1.850 blessés qui devront être transportés et que nous recevrons à l'hôpital d'évacuation.

Et remarquez qu'ils n'arriveront pas d'un seul coup; il faudra bien au moins trente-six ou quarante-huit heures aux ambulances et hôpitaux de campagne pour faire tous les pansements et placer les appareils: et si les premiers blessés nous arrivent le lendemain de la bataille, à la première heure du jour, ce n'est que le surlendemain soir qu'arriveront les derniers convois de la grosse fournée, après laquelle il restera encore dans les hôpitaux de campagne les 492 intransportables.

Il en viendra d'autres encore tous les jours, mais par petits paquets qui ne nous troubleront plus.

Je n'ai pas encore fini avec les chiffres. Nous avons,

en effet, 1.850 blessés, tous transportables; mais non de la même façon.

Les uns seront atteints de blessures légères, permettant même un certain trajet à pied ; on les évaluait après la guerre de 1870 à 24 pour 100; ce sont, à proprement parler, des éclopés ; n'en comptons comme arrivés chez nous que 19 pour 100 au lieu de 24, puisque 5 pour 100 ont déjà été renvoyés à leurs corps par les postes de secours ; ces 19 pour 100 d'éclopés, sur notre total, donnent 350.

Les 1.500 autres se subdiviseront, d'après les recherches faites au ministère de la guerre, en deux catégories inégales : 500 pouvant voyager assis, 1.000 couchés ; mais il est bien certain que sur vos blessés graves qui font partie de ces 1.000 derniers, un certain nombre auront mal supporté l'épreuve du premier transport, il sera survenu des accidents ; bref, 100 environ seront jugés incapables d'être remis de suite en route ; nous pourrons constater aussi que des pansements ont été déplacés ou sont insuffisants ; bref, qu'ils ont besoin d'être refaits ; combien ? je l'ignore ; mais nous pourrions admettre le chiffre approximatif de 200.

Récapitulons :

Récapitulation des tués et blessés après une bataille.

3.000 atteints par le feu de l'ennemi.

540 tués. Reste, 2.460.

123 retournent au feu après pansement aux postes de secours.

492 intransportables restent aux hôpitaux de campagne.

1.850 arrivent à l'hôpital d'évacuation.

Ces 1.850 se subdivisent à leur tour en :

350 éclopés ou petits blessés.

500 transportables assis.

700 transportables couchés pouvant partir de suite.

200 à ne transporter couchés qu'après pansement refait.

100 devenus intransportables.

Eh bien, si l'hôpital est dirigé par un médecin-chef actif, vigoureux, sachant se remuer et remuer les autres, s'il est sérieusement secondé par ses aides, il aura, moins de 24 heures après l'arrivée des premiers blessés, mis en route un train ordinaire de 300 blessés pouvant voyager assis ; après 30 heures, un train sanitaire improvisé, avec 400 transportables couchés ; après 48 heures, un nouveau train ordinaire de 200 blessés assis et un train improvisé de 300 blessés couchés.

Dans le même laps de temps, et au fur et à mesure de leur arrivée, il aura dirigé sur les dépôts d'éclopés et de convalescents les 350 éclopés ou petits blessés qui leur incombent, et l'hôpital auxiliaire se sera chargé d'emporter les 100 blessés devenus intransportables.

Total, 1.650.

Il restera donc, cinq jours après le combat, à notre hôpital, 200 blessés dont les pansements sont à refaire.

Tous pourront partir ce cinquième jour ou le lendemain, après quatre jours de séjour à l'hôpital.

Et comment aura-t-on pu arriver à ce résultat ? Par de l'ordre, de la méthode et de l'activité.

Tout d'abord, pour ne pas perdre son temps en allées et venues, en recherches intempestives et énervantes, il a fallu faire une division bien nette de son personnel et des locaux de l'hôpital.

Division des locaux.

Je ne reviens pas sur les locaux généraux: cuisine, pharmacie, latrines, etc., et ne prends que les locaux pour blessés.

Eliminons de suite les malades contagieux qui arriveraient par hasard avec nos convois de blessés ; mettons-les dans une maison à part, ou mieux, faisons-les continuer leur route jusqu'à l'hôpital spécial, éloigné de quelques kilomètres.

Puis, choisissons un local d'arrivée : 100 places environ ; il n'en arrivera jamais plus à la fois et, du reste, on ne les y laissera pas séjourner.

Le médecin-chef devra désigner pour ce poste, si possible, deux chirurgiens dont il aura pu apprécier le coup d'œil sûr, parce que d'eux dépend, en grande partie, le bon fonctionnement de la machine. Il faut qu'à la vue de la fiche de diagnostic, de l'état du pansement, de la physionomie générale du blessé, ces médecins examinateurs puissent, après un court interrogatoire, diriger sûrement les arrivants vers les locaux qui leur conviennent :

1° Local d'intransportables : 50 places, un médecin.

Inutile, en effet, d'agrandir démesurément ce local où ne seront envoyés que des blessés qui auront mal supporté le voyage, qui auront eu une hémorrhagie, ou sur lesquels une erreur aurait pu être commise au point de départ ; ils ne séjourneront pas là, et au fur et à mesure qu'ils auront été visités minutieusement par le médecin préposé à ce service, ils seront emportés à l'hôpital auxiliaire ;

2° Local des éclopés : 50 places, un médecin, même conduite à tenir avec envoi rapide aux dépôts ;

3° Local des transportables assis : 500 places, avec

deux médecins chargés de les interroger, d'examiner les fiches et les pansements ;

4° Local des transportables couchés : 500 places, deux médecins ;

5° Local des pansements à refaire : 200 places, un seul médecin, qui n'aura d'abord à faire que les retouches les plus pressantes, parce qu'il faut en principe s'occuper d'abord des partants ; on sera ensuite plus à l'aise pour refaire, sans presse et sans encombrement, les pansements insuffisants.

Ces deux derniers locaux seront garnis des brancards des trains d'évacuation, lesquels serviront au transport des blessés jusqu'à leur arrivée à destination, sans transbordement.

Voilà tout notre personnel employé, y compris les médecins des trains ; ce serait, comme vous le voyez, bien restreint, d'autant plus que deux médecins des trains partent dès les deux premiers jours, et le troisième le cinquième jour. Mais il est à supposer que le médecin-chef des étapes pourra mettre à notre disposition, pour ces jours de presse, les médecins disponibles de la réserve des étapes et les médecins des formations de l'arrière non encore occupés.

Quant aux locaux, nous avons compté outre les 100 places de la salle d'arrivée, cinq séries de salles pour 1.300 places.

Ce n'est pas notre chiffre de 1.850 ; mais, comme je vous l'ai dit, nous ferons des vides successifs, et nous aurons déjà beaucoup d'hommes partis quand d'autres continueront d'arriver.

Mais ces 1.300 places, ce n'est pas une petite affaire pour les trouver concentrées dans un espace restreint !

Est-ce pourtant colossal ?.

Non : à trois mètres carrés par homme, c'est un total de 2600 mètres carrés 100 mètres de long sur 26 de large, sur un seul rez-de-chaussée; la moitié, sur un rez-de-chaussée surmonté d'un étage où on pourra caser les malades capables de marcher.

Vous ne trouverez que tout à fait exceptionnellement un pareil espace d'un seul tenant; mais une église d'un bourg de 5000 habitants vous donnera aisément 500 places, plus qu'il n'en faut pour vos transportables couchés ; un établissement d'instruction de 100 élèves, vous fournira 300 places ; une usine, un grand magasin, un entrepôt, compléteront votre installation ; à défaut, trois maisons, de dix chambres chacune, nous donneront de 400 à 500 places.

L'espace nécessaire serait bien moindre si l'hôpital d'évacuation disposait de 100 ou 200 appareils Brechot-Despretz, puisque sur un espace suffisant pour 100 blessés on en pourrait caser 300 sur trois étages. C'est un desideratum qui sera peut-être comblé un jour ; mais en attendant, en cas de presse, vous pourrez à la rigueur, disposer des 66 appareils de vos trois trains, et de ceux destinés aux évacuations par eau, sauf à les démonter au moment du départ de chaque train, ce qui ne serait ni bien long, ni bien difficile.

Evacuations.

Quoi qu'il en soit, vous ne pouvez espérer avoir tout votre monde réuni ; mais si vos plans sont bien dressés, si les indications données à vos infirmiers sont bien nettes, ils porteront bien exactement les blessés des différentes catégories dans les locaux qui leur sont destinés ; il n'y aura pas de confusion ; tout est là. S'il y a désordre, vos départs seront manqués, et l'évacuation demandera un temps infini. Quand il sera décidé qu'un train est à votre disposition, il faut qu'on trouve réunis tous les blessés qui doivent s'y embarquer, et qu'on ne soit pas obligé, au dernier moment, de refaire un triage qui n'en finirait pas.

J'ai déjà insisté, en vous parlant des postes de secours et de l'ambulance, sur cette méthode, cet ordre dans le classement par catégories des blessés pansés. C'est que je considère en effet cette question comme une des plus importantes, parce que d'elle dépend la rapidité des évacuations et le bon fonctionnement des formations sanitaires.

Pendant que toute cette besogne s'accomplit, le médecin-chef de la station tête d'étapes s'est mis en relations avec la commission des chemins de fer ; il a été informé qu'un train ordinaire sera prêt dès le soir, et un train improvisé dans la matinée du lendemain ; le médecin-chef de l'hôpital en est aussitôt averti.

Les premiers blessés sont arrivés le 19, à cinq heures du matin ; le travail de réception et d'installation a commencé aussitôt.

Vers deux heures du soir, le médecin-chef, suivi de l'officier d'administration du premier train, verra individuellement chaque blessé transportable assis, et, secondé par le médecin attaché à ce service, qui aura dans le cours de sa visite fait remplir la partie médicale du billet d'hôpital, il fera dresser la liste d'évacuation de ce train, qui, en raison de son importance, comprendra un médecin, un officier d'administration et quelques infirmiers, bien qu'en principe les trains ordinaires ne soient pas pourvus d'un personnel aussi complet.

En même temps, il enverra un sous-officier intelligent à la gare, pour s'assurer de l'endroit exact où devront être conduits les blessés et prendre toutes les mesures réglementaires, dont je n'ai pas à parler ici.

Enfin, il donnera ses instructions au médecin attaché au train, qui reste chargé de l'exécution.

A cinq heures du soir, après un repas pris, le convoi se rend à la gare, les blessés prennent place dans leurs compartiments, et lorsque le médecin a informé le chef du train que tout est prêt, le départ s'effectue.

Le médecin-chef, qui y assiste, revient à l'hôpital pour préparer le deuxième convoi. La besogne sera un peu plus difficile : les blessés de ce convoi sont plus grièvement atteints que les précédents ; il y a un contrôle minutieux à exercer ; à la vérité, c'est le troisième ; le premier, par les médecins de la salle d'arrivée, le deuxième, par ceux attachés au service des transportables couchés.

Les billets d'hôpital sont remplis ; le médecin-chef fait un dernier examen en dictant la liste d'évacuation, et donne, comme dans le premier cas, des instructions au médecin du train, qui devra, dans la matinée du lendemain, procéder à la reconnaissance et à l'installation de son train sanitaire et à sa désinfection, si elle n'a déjà été exécutée.

A la rigueur, l'examen du médecin-chef pourra être remis au lendemain de bonne heure, pendant que ces opérations diverses s'effectueront, et le train partira à midi.

Un troisième train le soir, pour les transportables assis ; un quatrième et un cinquième le lendemain, ou même le surlendemain, et l'hôpital s'est dégarni jusqu'à ce que, là ou ailleurs, il se remplisse de nouveau, à la suite de nouvelles marches ou de nouveaux combats.

Dédoublement de l'hôpital d'évacuation.

J'ai supposé jusqu'ici que l'hôpital d'évacuation n'avait pas été obligé de se dédoubler.

Prenons maintenant le cas où, pour les raisons que je vous ai dites, la *station tête d'étapes de route* a dû être créée à 20 kilomètres de la *station tête d'étapes de guerre.*

C'est alors, au point de vue médical, la première qui est devenue la plus importante ; c'est là qu'on enverra, avec une section de l'hôpital d'évacuation, un dépôt d'éclopés, un dépôt de convalescents, un hôpital auxiliaire, un hôpital de contagieux.

La série d'opérations que je vous ai décrites pour l'hôpital central s'accomplira ici ; seulement, les évacués en chemin de fer, au lieu d'avoir quelques centaines de mètres à parcourir pour arriver à leur train, auront 20 kilomètres ; ils iront de la section détachée à l'hôpital central, où ils seront revus avant d'être embarqués.

Il y aura cependant une grosse difficulté, c'est la question du personnel.

Vous avez vu que nous sommes déjà réduits au strict minimum quand tout le monde est réuni ; il restera forcément trois médecins à la station tête d'étapes de guerre, ce sont les médecins des trains, plus un autre pour diriger l'hôpital, ce sera l'aide-major de l'armée active. Il n'y aura donc plus, à la station tête d'étapes de route, que le médecin-chef qui s'y sera transporté avec les quatre autres médecins de la formation.

Cela me semble tout à fait insuffisant et il nous faudra de toute nécessité faire appel au médecin-chef des étapes qui trouvera, soit dans les médecins des formations de réserve, soit dans les médecins qui auront accompagné les blessés venus de l'avant, soit enfin dans les autres hôpitaux d'évacuation qui se trouvent sur la même ligne d'évacuation et appartenant à des corps d'armée moins éprouvés [1], le secours qui nous est indispensable.

Réapprovisionnement des formations sanitaires par l'hôpital d'évacuation.

Je ne vous parlerai pas de la question du réapprovisionnement des formations de l'avant, c'est une affaire qui concerne presque exclusivement le gestionnaire. Le médecin-chef reçoit les demandes des gestionnaires des formations, revêtues de « l'ordre de délivrer » du médecin-chef des étapes ; il les transmet pour exécution à l'officier d'administration. De son côté, quand le matériel est sur le point d'être épuisé, le gestionnaire adresse une demande de matériel nouveau, lequel sera fourni par la station-magasin la plus rapprochée.

Le fonctionnement de ce service de réapprovisionnement est du reste des plus simples.

On ne peut pas demander des objets détaillés et les demandes ne porteront que sur des paniers ou caisses complets et des objets isolés n'entrant pas dans la composition de ces caisses ou paniers, en un mot sur un nombre d'articles très restreint, si on le compare à ce qui se passe en temps de paix, où les demandes auraient spécifié chacun des objets composant la caisse ou le panier.

Le gestionnaire pourra donc bien rapidement faire ses expéditions ; il recevra en retour les paniers incomplets qu'il enverra, pour y être reconfectionnés, à la plus prochaine station-magasin.

1. Il n'y a en effet qu'une seule ligne d'évacuation par armée, et par conséquent deux ou trois hôpitaux d'évacuation sur cette ligne, qui, sur l'ordre du directeur du service de cette armée, pourront mutuellement se venir en aide.

FONCTIONNEMENT DES FORMATIONS SANITAIRES (*Suite*)

LES TRAINS SANITAIRES

But des évacuations. Historique.

Les évacuations à grandes distances, par trains sanitaires, ont été systématiquement employées dans les guerres récentes, dans le double but :

1° De ne pas encombrer la zone des opérations ;

2° De donner aux malades et aux blessés aussitôt que possible, dans leur pays, ou tout au moins loin du théâtre de la guerre, des soins plus réguliers, plus complets, plus tranquilles que ne peut le permettre le voisinage des armées combattantes.

Déjà, pendant la guerre de Crimée, les chemins de fer et les navires ont été utilisés pour le transport des blessés.

Pendant la guerre d'Italie, on fit des évacuations des champs de bataille vers les grands hôpitaux de réserve de quelques villes importantes du nord de l'Italie et de ceux-ci vers Paris : mais il ne s'agissait alors que de blessés convalescents voyageant dans des trains non appropriés.

Les Américains les premiers, en 1860, pendant la guerre de sécession, organisèrent de vrais trains sanitaires ; ils évacuèrent un grand nombre de blessés tout d'abord dans des wagons garnis de paillasses ; mais bientôt, frappés de l'insuffisance de cette installation, ils créèrent un système complet : des hôpitaux roulants, comme on les appela, qui fonctionnèrent en 1863.

Je ne sais quel fut le chiffre des blessés et malades transportés par ces trains ; mais j'ai lu dans l'ouvrage du docteur Redard [1] qu'un seul d'entre eux, établi entre Louisville et Nashville (plus de 200 kilomètres), transporta dans tous ses voyages 20.472 blessés.

Vers la même époque, la Prusse commençait ses études sur les évacuations par voies ferrées ; on y eut recours en 1864 dans la guerre du Schleswig ; ce fut très imparfait ; des améliorations furent apportées à ce service dans la campagne contre l'Autriche, mais c'est seulement en 1869 que fut publié un règlement très complet, à peu près définitif, concernant les évacuations à grande distance et en fixant les détails.

Ce sont ces règlements qui furent appliqués pendant la guerre de 1870-71, durant laquelle 400.000 malades et blessés, d'après Mundy, cité par Robert [2], furent transportés des divers points de la France dans toutes les parties de l'Allemagne. A ce moment les Allemands possédaient déjà vingt-trois trains sanitaires permanents.

Les Autrichiens, les Russes suivirent l'exemple d'assez près ; dans la guerre turco-russe, 258.550

1. Redard, *Le transport des blessés en chemin de fer.*

2. Robert, médecin principal, *Traité des manœuvres d'ambulance.*

blessés rentrèrent en Russie par trains sanitaires. Puis ce fut le tour des Suisses et des Suédois. Nous ne sommes venus qu'ensuite.

Mais il faut bien dire que jusqu'en 1882 la direction du service de santé était entre les mains de fonctionnaires étrangers à la médecine. Aussi en 1870 n'avons-nous eu que des rudiments d'évacuation.

Il est vrai que, combattant toujours sur notre territoire, nous expédiions nos blessés sur les hôpitaux les plus voisins et chez les particuliers qui voulaient bien les recevoir.

Rappelez-vous Metz encombré par tant de milliers de blessés!

Cependant, en janvier-février 1871, Gambetta, ministre de la guerre, fit créer quelques lignes d'évacuation aux armées de la Loire, du Nord et de l'Est et nomma des médecins inspecteurs des évacuations; mais les trains n'étaient nullement aménagés pour ce service et ne comportaient pas d'organisation spéciale.

On revint à la question en 1872, puis plus sérieusement en 1878, au congrès international, tenu à Paris, sur le service médical des armées en campagne.

Mais ce n'est qu'après la réorganisation du service de santé, en 1882, quand la direction fut confiée aux médecins militaires, que des progrès commencèrent à s'accomplir. Et aujourd'hui on peut considérer comme complète l'organisation du système des évacuations.

Vous avez vu, dans notre dernière conférence, l'hôpital où elles se préparent, où elles s'organisent. Nous allons aujourd'hui en voir l'exécution.

Tout d'abord, je dois vous faire remarquer que si le but principal des trains sanitaires est l'évacuation à grande distance, ils seront certainement employés, toutes les fois qu'il sera possible, pour le transport des blessés et des malades des gares voisines du lieu du combat ou des gîtes d'étapes, pendant les routes, vers la zone de l'arrière. Il est évident que, partout où les chemins de fer fonctionneront, il sera avantageux de les utiliser pour ces transports, et l'hôpital d'évacuation enverra son matériel tout aussi bien vers la zone de l'avant que vers le territoire.

Il existe trois catégories de *trains sanitaires:* trains permanents, trains improvisés, trains ordinaires.

J'élimine de suite cette dernière catégorie qui sera constituée simplement par des wagons de toutes classes, transportant des blessés ou des malades capables de supporter la position assise pendant toute la durée du trajet à effectuer. Ces trains ne différeront des trains ordinaires qu'en ce qu'ils seront marqués du signe de neutralité par des plaques et des fanions de la Convention de Genève.

Ils n'auront pas de personnel spécial. Tout au plus, pour les éventualités, un aide-major et quelques infirmiers, avec un sac d'ambulance, seront-ils, quand la nécessité en sera reconnue, chargés d'accompagner les blessés à destination.

1° *Trains sanitaires permanents.*

Les trains sanitaires permanents constituent de véritables hôpitaux roulants et sont administrés comme tels.

Personnel.

Le personnel est composé ainsi qu'il suit :

1 Médecin-major.

1 Médecin aide-major.
1 Pharmacien aide-major.
1 Officier d'administration.
28 Infirmiers.

Matériel.

Les trains sont constitués dès le temps de paix avec des wagons spéciaux, dont les grandes compagnies de chemins de fer se sont engagées, vis-à-vis de l'Etat, à établir, à entretenir l'aménagement spécial. Elles doivent être en mesure de fournir, au moment de la mobilisation, chacune un train-hôpital, et le service de santé conserve dans ses magasins tout le matériel destiné à compléter l'installation, c'est-à-dire les lits-brancards, avec matelas, traversins, oreillers, couvertures et draps ; les effets d'habillement semblables à ceux des hôpitaux ; les objets à l'usage des malades : seaux inodores, urinoirs, bassins de lits, etc. ; le matériel et les ustensiles de cuisine et de réfectoire ; les conserves alimentaires ; le matériel de pansement et de pharmacie.

Le train doit, en effet, être en mesure de voyager sans interruption, et le service s'y fait comme dans un hôpital.

Chaque train est composé de vingt-trois voitures disposées dans l'ordre suivant :

1 Fourgon à linge sale et combustible.
1 Wagon personnel officiers.
1 — infirmiers.
8 — blessés (64 ou 128).
1 — chirurgie, pharmacie, lingerie.
8 — blessés (64 ou 128).
3 — cuisine, office, provisions.

Tous ces wagons communiquent entre eux de manière à permettre au personnel de circuler d'un bout à l'autre du train.

Les voitures sont aménagées d'une façon très confortable, aussi bien celles du personnel que celles des blessés et des services spéciaux.

Je me garderai bien de vous faire la description de cette installation à laquelle rien ne manquera, mais il faut penser que ces trains sont réservés à des blessés particulièrement graves, car ils emploieront beaucoup de monde, beaucoup de matériel et beaucoup de voitures pour un nombre relativement restreint de blessés : 128 pour les trains de toutes les compagnies, excepté celle de P.-L.-M., dont chaque train a 256 lits, les wagons étant beaucoup plus grands. Cela ne fait donc, pour la grande majorité des trains, qu'une moyenne de cinq malades par wagon, tandis que vous verrez qu'un train improvisé, avec ses appareils Bry-Ameline ou Brechot-Despretz-Ameline, en transporte 400.

2° *Train sanitaire improvisé.*

Ces trains seront constitués par tous les wagons de marchandises que les compagnies de chemins de fer livreront au service de santé, dans toutes les gares où ils seront requis.

Ils seront choisis, de préférence, parmi ceux qui possèdent des moyens d'aération, fenêtres ou volets, et qui se trouvent dans le meilleur état possible.

Personnel.

En principe, le personnel est ainsi constitué :

1 Médecin aide-major.
1 Pharmacien aide-major.
1 Officier d'administration.
45 Infirmiers.

Toutefois le médecin-chef de l'hôpital d'évacuation, qui a sous son autorité les trains sanitaires du corps d'armée, pourra, suivant les circonstances, modifier la composition de ce personnel.

Matériel.

Les wagons sont ceux du modèle général des wagons à marchandises. Dès le temps de paix, les compagnies de chemins de fer ont fait appliquer en divers points déterminés des parois de tous les wagons qui peuvent servir au transport des blessés, des plaques de fer, dites plaques indicatrices, percées, à leur centre, d'un trou. Cette marque indique l'endroit où la paroi, au moment voulu, devra être perforée pour donner passage aux boulons suspenseurs des appareils Bry-Ameline. Ces plaques indicatrices ne sont pas utilisées pour l'installation des appareils Bréchot-Despretz-Ameline.

Un train de blessés doit être constitué de la manière suivante :

1 Fourgon à frein (matériel et bagages).
10 Wagons à blessés (120).
2 Fourgons à frein (matériel et bagages).
6 Wagons à blessés (72).
1 voiture de 1re classe ou mixte (officiers, infirmiers libres, 4 blessés).
7 Wagons à blessés (84).
2 Fourgons à frein (matériel).
10 Wagons à blessés (120).
1 Fourgon (service).

Le matériel spécial est fourni par le service de santé ; vous avez vu qu'il fait partie du matériel de l'hôpital d'évacuation; il comprend :

55 Appareils Bry-Ameline (modèle 1889) à six places (330).

22 Appareils Bréchot-Despretz-Ameline (modèle 1891) à trois places (66).

400 Brancards et ballots.

400 Couvertures.

36 Seaux inodores.

1 Caisse de médicaments.

1 Caisse de plaques de neutralité.

1 Caisse d'outils.

3 Caisses d'ustensiles pour le service des blessés.

Chaque voiture de blessés contiendra les ustensiles suivants :

1 Seau d'aisance.

1 Bassin de lit.

1 Urinoir.

1 Seau pour eau pure.

1 Seau pour tisane.

1 Gobelet et 1 pot à tisane par blessé.

1 Pliant.

1 Lot de plaques de neutralité.

1 Paquet de gaze ininflammable qu'on clouera devant les fenêtres afin d'empêcher la pénétration des escarbilles provenant de la locomotive, et, en partie, de la poussière et de la fumée.

Les wagons sont éclairés au moyen de lanternes ; en hiver ils sont chauffés par des bouillottes.

Le poids du matériel d'un train sanitaire est de 13.000 kilogs; le volume 53 m. c.

Fonctionnement.

Nous ne nous occuperons ici que du fonctionnement des trains sanitaires improvisés; c'est du reste le type le plus compliqué des trois variétés, et rien ne sera plus simple que de passer de celui-ci aux deux autres.

Revenons donc à l'hôpital d'évacuation, au moment où le médecin-chef a été informé par le chef du service de santé des étapes qu'un train sanitaire improvisé pourra partir le lendemain à midi pour la gare de répartition de la 1re région du corps d'armée, où l'on dispose encore de 3.000 lits d'hôpital.

Ce renseignement est fourni chaque jour aux commissaires militaires des stations têtes d'étapes de guerre, par les directeurs du service de santé régionaux, qui ont remplacé au chef-lieu des corps d'armée les directeurs des corps mobilisés.

Ces commissaires reçoivent également des commissaires des réseaux dont ils dépendent, l'indication *de la gare de répartition.*

On nomme ainsi le point terminus auquel aboutiront, dans chaque région, les trains sanitaires complets : c'est de là que les blessés seront dirigés, suivant les instructions des directeurs régionaux, et sans transbordement, vers les différents établissements hospitaliers de la région.

Le médecin-chef de l'hôpital d'évacuation fait aussitôt avertir le médecin-chef du train n° 1, et l'invite à prendre ses mesures en vue de départ ; il lui indique dans quels locaux sont placés les blessés qui doivent partir par ce train. Je vous ai dit que le soir même, ou le lendemain matin de très bonne heure, le médecin-chef de l'hôpital a vérifié les billets des partants et dicté la liste d'évacuation qui sera remise à l'officier d'administration.

L'enlèvement des blessés devra être fait dans l'ordre de la liste, pour permettre, au dernier moment, l'appel dans les wagons.

On comprend aisément que cette opération serait impossible si l'on était obligé, à l'appel de chaque nom, de courir de voiture en voiture, d'un bout du train à l'autre.

Il se présentera néanmoins une difficulté d'exécution très grande, qu'on ne pourra éviter qu'en perdant beaucoup de temps. C'est celle relative à l'installation des blessés les plus graves auxquels on doit réserver les appareils modèle 1891, qui sont, pour éviter les secousses, placés au centre des trains. Il faudrait, en effet, après le pansement, désigner à ces blessés un local particulier où on ne puisse les confondre avec les autres ; ils pourraient aussi être placés au commencement, ou à la fin de la liste d'évacuation.

Je crains bien que dans les moments de presse, on ne puisse réserver ainsi ces appareils, et qu'on ne soit obligé de placer tous les blessés au fur et à mesure de leur arrivée au quai d'embarquement dans tous les wagons indistinctement, mais il sera toujours possible de suivre la liste d'évacuation.

Le soir, le médecin du train a reconnu, ou fait reconnaître l'emplacement de son convoi et le quai d'embarquement.

Si les wagons qui composent le train ont servi à transporter du matériel ou des hommes, ils doivent être désinfectés le jour même, pour pouvoir sécher pendant la nuit.

Désinfection des trains.

Cette opération demande un certain temps, et tous les infirmiers du train sanitaire y seront employés. Vous aurez recours, si vous disposez d'un tuyau d'ajutage et d'une locomotive, à des jets de vapeur surchauffée ou d'eau bouillante, qui seront dirigés dans tous les coins et sur les parois des voitures. C'est certainement le meilleur mode de désinfection. Sinon vous emploierez le pulvérisateur Geneste et Herrscher de l'étuve à désinfection, ou, à la rigueur, le simple lavage avec les solutions antiseptiques : sublimé, chlorure de zinc, lait de chaux. Vous vous abstiendrez, autant que possible, du crésyl et de l'acide phénique, à cause de la persistance de leur odeur.

Cette opération sera inutile, si les wagons viennent de servir déjà à un transport de blessés et sont revenus vides, parce que réglementairement ils ont dû être désinfectés à l'arrivée à destination.

Aménagement des voitures. — Le lendemain de bonne heure, un sous-officier a été à la gare, et dès que le train a été formé, il a, sur les parois de chaque voiture, marqué à la craie le numéro de chaque wagon, de 1 à 40, avec l'indication du chargement.

N° 1 100 sacs.

N° 2 12 blessés (1 à 12 de la liste d'évacuation).

N° 3 12 blessés (13 à 24).

Nos 4 à 11 blessés..........................

N° 12 Bagages des officiers, caisse à médicaments, objets de pansements, plaques de neutralité.

N° 13 100 sacs.

Etc., etc.

Pendant que cette opération s'accomplit, on a chargé, à l'hôpital d'évacuation, sur des voitures réquisitionnées, le matériel : appareils à suspension, ustensiles à l'usage des blessés et sacs des partants, bagages des officiers et caisses. Les infirmiers du train ont opéré ce chargement, ils ont accompagné les voitures à la gare et ils mettent le tout en place.

Comme il faut compter six hommes pour monter les appareils un peu rapidement, l'officier d'administration aura, dès le début de l'opération, divisé son personnel d'exploitation en équipes de six hommes, dont un, au moins, connaîtra à fond l'installation des appareils à suspension.

Je dois du reste supposer que vous avez suffisamment utilisé vos loisirs, pour que votre personnel tout entier soit absolument instruit, cette besogne n'étant pas bien difficile. Recommandez surtout à vos infirmiers d'avoir soin des écrous, de ne pas les forcer et de ne pas les laisser se perdre. C'est plus important que cela ne peut paraître au premier abord, la perte des écrous mettant les appareils hors d'usage.

Le plus simple, à mon avis, est, dans chaque équipe, de désigner un responsable, le plus ancien infirmier, par exemple.

Vous aurez ainsi six équipes.

L'une sera chargée des appareils modèle 1891 : cinq wagons et demi ; les cinq autres des appareils Bry-Ameline, également cinq wagons et demi par escouade.

Quand le tout sera en place, vous ferez charger les sacs par trois équipes, pendant que les trois autres fixeront sur les wagons les fanions et les plaques de neutralité et cloueront aux fenêtres la gaze ininflammable.

Cette série de travaux aura duré environ trois heures et demie.

Transport des blessés à la gare. — Il faut maintenant s'occuper du transport des blessés à la gare, ce qui constitue la partie la plus délicate et la plus difficile de l'opération. Il ne m'est guère possible de vous donner, à ce sujet, d'indications bien nettes, notamment en ce qui concerne la durée. Cela dépendra en effet de causes diverses : la distance de l'hôpital d'évacuation à la gare, le plus ou moins grand nombre de portes de sortie de l'établissement où cet hôpital sera installé, le personnel dont vous disposerez.

Songez, qu'en effet, vous aurez 400 brancards à faire sortir et à transporter, chargés, à la station. Si vous n'aviez que votre personnel infirmiers, vous n'en finiriez pas. Il y aura donc lieu d'avoir recours aux infirmiers des autres trains, s'ils sont encore présents ; sinon, le médecin-chef de l'hôpital devra demander au commandant des étapes du personnel auxiliaire, car il ne faut pas compter sur les infirmiers de l'hôpital qui sont retenus par leur service.

Si vous avez à parcourir une distance de 500 mètres, il vous faudra au minimum cent porteurs, ce qui, à deux par brancard, nécessitera encore huit voyages. Pour ne pas perdre trop de temps, d'autres brancardiers seront employés à sortir les blessés de leurs salles de façon à ce que les hommes chargés de les transporter trouvent le convoi tout prêt, soit dans une cour, soit devant l'établissement, sans avoir à attendre la sortie individuelle de chaque blessé.

Chacune des séries sera portée sur le quai d'embarquement, et là, suivant les circonstances, suivant la température et l'état de l'atmosphère, les blessés pourront être placés immédiatement dans leurs wagons, ou déposés simplement sur le quai, pour n'être introduits dans les voitures qu'au dernier moment.

Cette manière de faire sera évidemment la plus agréable, quand elle sera possible, le séjour dans les voitures, dans l'attente assez longue du départ, devant totalement manquer de charmes.

Vous voyez qu'il est difficile de vous fixer la durée de cette opération : sortie des blessés, transport de l'hôpital à la gare.

Quant au placement dans les voitures, en attaquant tous les wagons à la fois, c'est l'affaire de 40 à 45 minutes tout au plus.

Mais il serait désirable, pour se faire une idée exacte du temps à prévoir, qu'on pût, dans nos exercices spéciaux du service de santé, faire fonctionner, dans des conditions diverses, un hôpital d'évacuation, comme il devra fonctionner dans la réalité. Nous n'avons jusqu'ici, dans ces manœuvres, agi qu'avec un chiffre de blessés très restreint, pour montrer d'une manière générale ce que sera une formation sanitaire. Mais, petit à petit, j'imagine que l'on augmentera les difficultés et qu'on cherchera à se rapprocher de la vérité. La chose en vaut la peine, non seulement, du reste, pour l'hôpital d'évacuation et les trains sanitaires, mais également pour les ambulances et les hôpitaux de campagne : 200 ou 300 blessés ne sont rien et ne peuvent donner une idée de l'encombrement que produirait un nombre dix ou quinze fois plus grand, du temps que nécessiteraient les transports divers, les pansements, des difficultés d'alimentation etc., etc.

On n'est pas arrivé du premier coup aux manœuvres de cinq corps d'armée, comme ont été celles de 1895, et les exercices du service de santé ne sont encore qu'à leur début.

Je reviens au train sanitaire, où les blessés sont maintenant casés.

Je m'abstiens, bien entendu, de vous décrire le manuel opératoire, de même que j'ai passé sous silence les détails du montage des appareils.

Si j'agis ainsi, cela ne veut pas dire que vous ne devez pas les connaître à fond : c'est, au contraire, parce que je vous suppose capables de monter vous-mêmes les appareils des deux modèles, et de placer les brancards à leur place : ces connaissances vous sont indispensables, car en admettant que vous n'ayez pas à les mettre personnellement en pratique, vous aurez à les enseigner à vos infirmiers, dont plus d'un, soyez-en sûrs, les ignorera ou les aura oubliées, et vous ferez bien de ne pas attendre la première évacuation pour compléter leur instruction à cet égard.

Les blessés une fois à leur place et munis de leurs couvertures, qu'ils avaient du reste à l'hôpital d'évacuation, les infirmiers distribuent le petit matériel destiné à chaque wagon : seaux à eau et à tisane, bidons et gobelets, seaux inodores et urinoirs.

Mise en route du train. — De son côté, l'officier d'administration a reçu deux bons de transport, préparés par le sous-intendant ; l'un est destiné au commissaire de la gare de départ ; l'autre, au chef de la *station de transition*. C'est ainsi qu'on appelle la première gare au-delà de la zone des étapes ; c'est là que les commissions de réseaux reprennent, avec le personnel ordinaire des compagnies, la direction du service, laquelle, comme vous le savez, dans la zone des étapes et la zone de l'avant, est confiée aux commissaires des chemins de fer de campagne, ayant sous leurs ordres les compagnies de sapeurs des chemins de fer.

Dès que le départ d'un train d'évacuation est arrêté, le commissaire a télégraphié aux commissaires des gares désignées pour les arrêts et l'arrivée, l'heure du passage aux différentes stations, l'effectif de l'évacuation, le nombre de rations à faire préparer et le chiffre des blessés capables de manger au réfectoire, chiffre que vous aurez vous-même indiqué.

Quand vous vous êtes assuré que tout est en règle au point de vue administratif, que vous avez fait le tour de votre train pour constater que tout va bien, que le sous-officier chargé de faire l'appel vous a rendu compte que personne ne manque, vous informez le chef du train que vous êtes prêt. Le commissaire de la gare donnera le signal du départ : et en route !...

Le train, sur les lignes utilisées uniquement pour les besoins militaires, marchera à la vitesse des trains militaires ordinaires, 24 à 30 kilomètres à l'heure. Mais, une fois arrivé sur les lignes où le service fonctionne normalement, cette vitesse pourra être portée à 40 kilomètres.

Il est bien entendu que, pendant la durée du trajet, l'autorité du médecin-chef ne s'étend qu'à ses subordonnés et aux blessés du train sanitaire.

Quant à ses relations avec les agents de l'exploitation, elles reposent sur ce double principe : les agents d'exploitation n'ont à s'immiscer dans aucune question de discipline, et le chef de la troupe embarquée ne doit intervenir en rien dans les opérations techniques de formation et de conduite du train.

L'embarquement et le débarquement ont lieu sous les ordres du médecin-chef. Pendant la marche, et jusqu'à l'arrivée, la direction du train appartient exclusivement au chef du train.

Dans les gares, les agents du chemin de fer et le chef de la troupe doivent s'adresser exclusivement au commissaire militaire.

Sur la route, des arrêts sont prévus, aux stations pourvues d'*Infirmeries de gare.*

INFIRMERIES DE GARE

Ces infirmeries, dont l'emplacement est déterminé dès le temps de paix, au moins pour l'intérieur, sont organisées dans les localités des bifurcations importantes, aussi bien en deçà qu'au-delà de la ligne de démarcation qui limite la zone des étapes du côté du territoire.

Elles fonctionneront dans la gare même et relèvent, pour la discipline et le service intérieur, du commissaire militaire. Elles sont destinées à pourvoir à la nourriture des malades et blessés en cours de transport, à leur donner des secours médicaux urgents, à recevoir ceux dont l'état se serait aggravé en route, à procurer, avec le concours des autorités des étapes ou de l'intérieur, le logement aux malades pendant les arrêts prolongés du train, à assurer l'évacuation des blessés ou malades provenant des établissements hospitaliers voisins.

Personnel.

Le personnel comprend :

Un médecin, ordinairement médecin civil faisant partie des Sociétés de secours aux blessés,

Un médecin auxiliaire ou adjoint,

Un comptable,

15 infirmiers.

Matériel.

L'infirmerie fonctionne dans un bâtiment disponible de la gare, ou à défaut, sous des tentes ou baraques, où on installe de cinq à quinze lits pour les malades incapables de continuer leur route, une cuisine-tisanerie, une salle d'attente pour les malades qui doivent prendre un train d'évacuation, ou pour les hommes guéris qui doivent rejoindre leur corps.

Un service d'alimentation doit toujours être prêt à fonctionner dans ces infirmeries qui sont, pour cette raison, installées de préférence dans les stations-haltes-repas ou les gares pourvues de buffets.

Le matériel servant à l'alimentation se compose de 33 manettes (une par wagon de blessés), d'une capacité suffisante pour porter les aliments de treize hommes (12 blessés et un infirmier), et de 33 bidons à vin d'une capacité de 3 1/2 litres.

Comme matériel chirurgical et médical proprement dit, il n'existe dans ces infirmeries que ce qui est nécessaire pour parer aux besoins urgents, les blessés n'y devant pas séjourner.

Fonctionnement au passage des trains. — Au moment de l'arrivée à la gare, le médecin-chef donne des ordres pour que les blessés et malades capables de marcher descendent pour prendre leur repas : ils sont conduits au réfectoire ; en même temps, les infirmiers de la gare font la distribution des aliments à ceux qui restent dans les voitures. Le médecin parcourt le train, reçoit les renseignements des infirmiers de garde dans chaque wagon et les desiderata des blessés.

Il constate s'il en est à laisser à l'infirmerie, auquel cas, l'officier d'administration en prend note sur sa feuille d'évacuation ; il remet au comptable un bon pour le nombre total des repas fournis au personnel du train et aux blessés et malades.

Les stationnements aux infirmeries de gare ne doivent durer au maximum qu'une heure 40 minutes.

Pendant les 20 dernières minutes, les infirmiers de la gare reprennent leur matériel, le médecin-chef fait refaire l'appel, vérifier le train, fermer les portes et, au dernier moment, il informe le chef du train que tout est prêt pour la remise en route.

Testaments. Formalités en cas de décès.

Les blessés des trains improvisés sont, le plus ordinairement, des hommes en état de parcourir tout leur trajet sans encombre ; mais les trains permanents étant chargés de blessés ou malades plus graves, il pourra se produire des incidents plus sérieux, peut-être des décès. Le médecin-chef ne doit pas oublier qu'il a seul qualité pour recevoir les testaments en route ; je ne saurais trop vous engager à étudier, dans la notice n° 12 du règlement, les extraits du code civil qui ont trait à cette question des testaments, question dont vous devez comprendre toute l'importance. Il ne faut pas que, par votre ignorance de la loi, les dernières volontés d'un blessé, qui n'a pu s'adresser qu'à vous, puissent être plus tard attaquées ou violées.

S'il y a décès, l'officier d'administration remettra le corps du décédé au commandant militaire de la première gare, si on est hors du territoire national, et, en dehors des lignes d'étapes, à l'autorité civile.

Hors du territoire national, le livret individuel, la plaque d'identité, le billet d'hôpital, les effets et valeurs composant la succession, seront rapportés à l'officier d'administration gestionnaire de la formation sanitaire du départ, qui a qualité pour dresser l'acte de décès et remplir les autres formalités.

Sur le territoire français, c'est l'officier d'administration du train qui adresse la déclaration réglementaire au maire de la commune et tient à sa disposition deux militaires, dont un sous-officier, qui doivent servir de témoins.

Il indique le décès sur sa feuille d'évacuation.

Je ne me suis pas, à propos de chaque formation, arrêté à ces questions de testament, de décès ; il ne faut pas cependant méconnaître l'importance à divers titres des formalités imposées dans ces circonstances au médecin-chef et à l'officier d'administration gestionnaire, et il me semble qu'il doit me suffire d'attirer votre attention sur ces affaires d'ordre purement civil, et sur les conséquences graves que des omissions ou des erreurs peuvent entraîner par la suite.

Enfin, après une série d'arrêts dans les gares, vous arriverez à destination, c'est-à-dire à la station de répartition.

Le directeur du service de santé régional, prévenu de votre arrivée, aura envoyé à la gare le personnel nécessaire, et il vous attendra ou vous fera attendre par un de ses subordonnés. Il aura donné les indications nécessaires pour la destination des blessés: tels wagons devant partir pour une direction, tels autres pour une autre. Ces wagons seront accrochés au premier train en partance, à moins que le train d'évacuation ne se rende tout entier dans la même localité, auquel cas vous l'accompagnerez jusqu'à destination. Ce sera l'exception, et en principe votre mission se termine à la station de répartition.

L'officier d'administration remettra la feuille d'évacuation ; l'appel sera fait par l'officier gestionnaire qui prend, en ce point, les blessés en charge, et en donne le récépissé qui reviendra à l'hôpital d'évacuation, où vous rentrerez par un prochain train.

A l'arrivée les wagons seront soumis à la désinfection par les soins du service de santé présent au débarquement.

Les médecins-chefs des trains sanitaires seront des aides-majors de réserve ou de l'armée territoriale ; il importe donc que vous vous rendiez compte que leur rôle ne se bornera pas à surveiller des blessés et à refaire quelques pansements en route ; ils auront autorité sur un personnel composé d'un pharmacien, d'un officier d'administration, de 45 sous-officiers et soldats-infirmiers, auxquels ils devront donner des ordres ; ils auront, au point de vue disciplinaire, aussi bien qu'au point de vue médical, la responsabilité de leurs 400 blessés.

Ils auront à faire œuvre de chefs de service vis-à-vis de l'autorité militaire aux infirmeries de gare, aux stations de transition et de répartition, quelquefois même en dehors de ces points, sur le territoire, vis-à-vis des autorités civiles.

Je sais bien que, si vous vous en rapportez aux souvenirs de la dernière guerre, vous pouvez penser que ces voyages seront de courte durée, et que les occasions d'exercer votre autorité seront rares. Les évacuations, hélas ! ne se faisaient pas à bien longue distance. Mais les Allemands ont eu de nombreux trains, fonctionnant sans interruption entre Metz, Sedan, les environs de Paris, les armées de la Loire, du Nord, de l'Est et Berlin.

C'étaient de longs voyages, durant plusieurs jours, fréquemment répétés ; n'avons-nous pas le droit d'espérer qu'un jour les rôles seront intervertis, et que nos voyages seront tout aussi longs, en sens contraire ?

CONCLUSION

Je termine ici la série de ces conférences. J'ai essayé de vous y démontrer combien seraient différentes vos fonctions en cas de guerre, de vos occupations habituelles, de vous faire comprendre combien importantes seront vos attributions, combien lourde votre responsabilité.

Vous le soupçonniez bien ; mais beaucoup d'entre vous s'abandonnent, par insouciance, à cette idée, que l'ère des guerres est close, que les armées sont trop colossales, que les projectiles ont des effets trop formidables, pour que personne ose affronter les désastres qui résulteraient de nouveaux conflits.

Quelle erreur ! La guerre est de tous les temps ; elle éclatera à son heure, — heure qui peut sonner demain comme elle peut tarder longtemps à venir. Tout en vous répétant à vous-mêmes qu'elle n'est plus possible, vous vous rendez bien compte que nous sommes à la merci d'un incident diplomatique, social, dynastique.

Quels regrets, quels remords ne seraient pas les vôtres, si, brusquement appelés, sans vous y être préparés, à diriger une formation sanitaire, vous sentiez péricliter, par suite d'une incapacité et d'une ignorance impardonnables et dues à votre seule insouciance, le sort des blessés qui vous seront confiés. C'est alors que vous vous apercevrez trop tard que l'instruction professionnelle et le dévouement ne suffisent pas pour mener à bien l'importante mission dont sont chargés les médecins militaires en campagne !

Ce n'est pas sur cette idée désolante que je veux vous quitter. On a, dans notre profession, le cœur trop haut placé, le sentiment du patriotisme trop développé, pour que je n'aie pas au contraire l'espoir, la certitude que vous ferez tout le possible pour acquérir les connaissances spéciales qui vous manquent.

Vous vous mettrez à la hauteur de votre tâche et vous nous aiderez, vous contribuerez pour une large part à porter bien haut le drapeau de la médecine militaire !

FIN

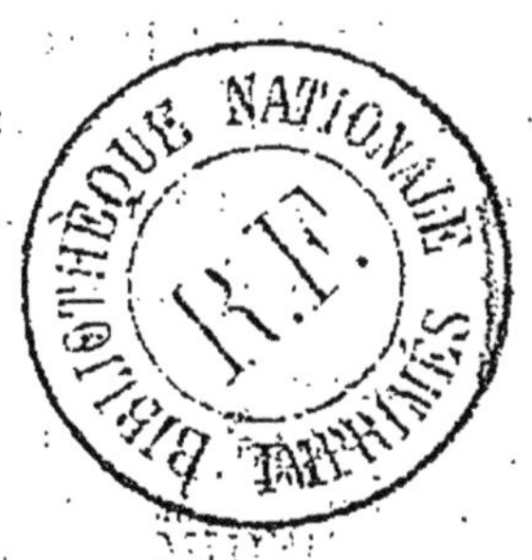

TABLE DES MATIÈRES

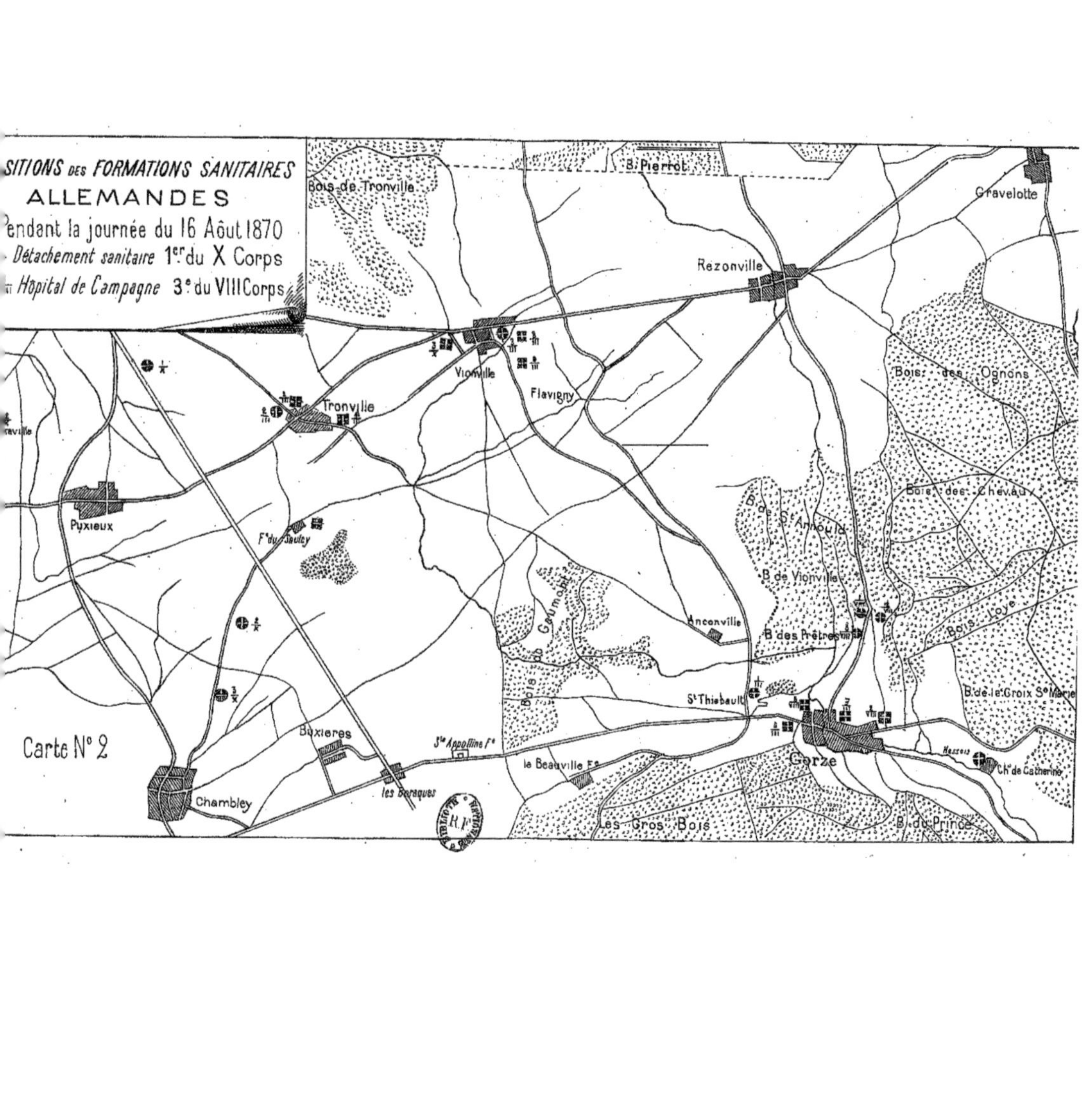
SITIONS DES FORMATIONS SANITAIRES
ALLEMANDES
endant la journée du 16 Août 1870
Détachement sanitaire 1er du X Corps
Hôpital de Campagne 3e du VIII Corps
Bois de Tronville
B. Pierrot
Gravelotte
Rezonville
Vionville
Flavigny
Tronville
Puxieux
Fe du Sauley
Bois des Ognons
Bois des Chevaux
B. de St Arnould
B. de Vionville
Anconville
B. des Prêtres
Bois Loye
B. de la Croix Ste Marie
St Thiebault
Gorze
Buxieres
Ste Appolline Fe
la Beauville Fe
les Baraques
Chambley
Les Gros Bois
B. du Prince
Ch. de Catherine
Carte N° 2

FIN DE LA TABLE DES MATIÈRES

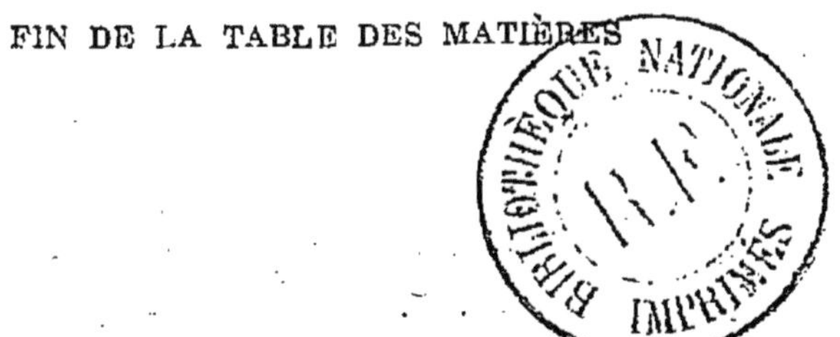

Châteauroux.— Imprimerie et Stéréotypie A. Majesté et L. Bouchardeau

A LA MÊME SOCIÉTÉ D'ÉDITIONS

PETITE ENCYCLOPÉDIE MÉDICALE

Collection de volumes in-18 raisin, cartonnés à l'anglaise, à **3** *fr*

VOLUMES DÉJA PUBLIÉS.

1. **Hygiène de l'Oreille,** *soins préventifs contre les affection*[s] avec 5 figures dans le texte, par le Dr MOUNIER.
2. **L'Art d'administrer les médicaments aux enfants,** par l[e] Dr Paul CORNET.
3. **Abus de l'Hygiène et des médicaments,** ou *moyens anti-hygi*[é]*niques de se conserver la santé,* par le Dr Jacques NATTU[S]
4. **Guide pratique pour le traitement des maladies de l'**[o]**reille,** par le Dr J. BARATOUX, avec 43 figures dans le text[e]
5. **L'Hygiène et le traitement du diabète,** par le Dr MONIN
6. **Guide pratique pour le traitement des névroses,** par l[e] Dr LAURENT.
7. **Les Teignes, leur traitement,** par le Dr BUTTE.
8. **Hygiène et salubrité de l'Ecole,** ou *Traité d'hygiène scolair*[e] par le Dr Raoul LAFOND.
9. **Hygiène et traitement de l'Arthritisme,** Dr Maxime LEJEUN[E]
10. **Hygiène et traitement des maladies du cœur,** par le Drs REGNAULT et AZOULAY.
11. **Hygiène des fiancés,** par le Dr J. NATTUS.
12. **Les Accidents de la première dentition,** par le Dr POINSO[T]
13. **Skiascopie** applicative à l'examen des conscrits, major BILLO[T]
14. **Nourrices sur lieu, Conseils aux jeunes mères,** Dr H DROUET.
15. **Hygiène de l'enfance et l'adolescence,** par le Dr E. VERRIER
16. **Hygiène et traitement des maladies de la peau,** Dr E. MONIN
17. **Le conseiller de la jeune femme,** par le Dr L. CASSINE.
18. **Guide sanitaire des Troupes et du Cooln aux Colonies,** pa[r] le major VILLEDARY.
19. **Catéchisme maternel,** par le Dr DEGOIX.
20. **Les Excentriques ou Déséquilibrés du cerveau,** par l[e] Dr MOREAU, de TOURS.
21. **Hygiène et traitement du cuir chevelu**, par le Dr H. FOURNIER
22. **La Médecine rationnelle avant l'arrivée du médecin,** pa[r] le Dr PERRIER.
23. **Bégaiement, Blésité et autres défauts de prononciation** par le Dr CHERVIN.
24. **Guide pratique pour l'extraction des dents,** à l'usage d[u] médecin, par le Dr BRUNEAU.
25. **Hygiène de la peau,** par le Dr R. LAFFON.
26. **Lois de la création des sexes,** par le Dr GLEISZ.
27. **La mort apparente du nouveau-né,** par le Dr DEMELIN.
28. **Hygiène pratique de la bouche et des dents,** par l[e] Dr BRUNEAU.

29. }
30. } **Précis de la vaccine et de la vaccination moderne,** par l[e] major HUBLÉ.

31. **La gravelle** (*Hygiène, Régime, traitement*), par le Dr Ad. RIVE[T]
32. **Hygiène et traitement curatif des maladies vénériennes** par le Dr MONIN.
33. **Jurisprudence pharmaceutique,** par Paul ROUÉ.

AUBEAU (Dr). — **Des applications de la Micrographie et de la Bactériologie à la précision du diagnostic chirurgical**, avec 24 fig. hors texte, sur bristol, en photogravure.... 5 fr.

BERLIN (Le Dr) de Nice. — **Guide de Diagnostic Gynécologique à l'usage des praticiens**, avec une préface par le Dr AUVARD, accoucheur des hôpitaux de Paris. Un vol. in 8° carré de 224 pages, avec 69 fig. dont une hors texte.......... 6 fr.

BITZOS (Dr G.). — **La skiascopie** (*Kératoscopie*). 1 volume broché, avec 30 figures dans le texte.................. 4 fr.

BURET (Dr). — **La syphilis aujourd'hui et chez les anciens.** In-16 de 260 pages.......................... 3 fr. 50

BURET (le Dr F.). — **Le « Gros mal » du moyen âge et la syphilis actuelle**, in-16 de 320 pages, et une préface de M. LANCEREAUX, médecin de l'Hôtel-Dieu, etc., etc. Prix.. .... 4 fr.

CALMETTE (le Dr), directeur de l'Institut Pasteur de Lille. — **Le sérum contre le venin des serpents.** In-8°. Prix... 3 fr.

CHERON (J.), médecin de St-Lazare, docteur ès sciences, officier de la Légion d'honneur. — **Introduction à l'étude des lois générales de l'hypodermie (physiologie et thérapeutique).** Paris 1894. In-8 de 555 pages avec 21 figures dans le texte. Broché.................................... 10 fr.

CLADO (Dr), chef des travaux de gynécologie à l'Hôtel-Dieu, ancien chef de clinique et de laboratoire de la Faculté. — **Traité des tumeurs de la vessie.** Un fort vol. in-8° de 750 p., 8 tableaux et 126 grav. dans le texte........................ 16 fr.

Ce qui caractérise cet ouvrage et lui donne sa grande valeur, c'est son originalité, ainsi que le fait ressortir M. le Professeur Duplay dans la préface ; ce n'est pas une compilation, mais une œuvre personnelle. Dans six chapitres, l'auteur étudie successivement l'historique, l'étiologie, l'anatomie pathologique, les symptômes, le diagnostic et le traitement de ces tumeurs. Une mention doit cependant être faite pour ceux consacrés à l'anatomie pathologique, au diagnostic et au traitement.

Dans la symptomatologie, il faut surtout signaler les chapitres consacrés à l'urologie et à la cystocopie, qui se signalent par leur originalité. Quant aux pages où l'auteur traite du diagnostic des tumeurs de la vessie, elles sont « magistrales », suivant l'expression du Prof. Duplay, et d'une valeur clinique très grande. A propos du traitement, M. Clado donne un nouveau procédé, qui lui est personnel, de taille par la création d'une fenêtre pubio hypogastrique et la résection temporaire d'une partie du pubis.

CRESANTIGNES (le Dr de). — **Les nouvelles méthodes dans le traitement de la diphtérie**, in-8 de 50 pages. Prix.. 3 fr.

CROCQ fils (Le Dr), lauréat de l'Académie de Belgique, de la Société médicale des hôpitaux de Paris, de l'Enseignement supérieur. — **L'Hypnotisme scientifique.** — Introduction de M. le professeur Pitres, doyen de la Faculté de médecine de Bordeaux. Grand in-8° de 500 p., avec 98 figures en phototypie hors texte. Prix.................................. 10 fr.

DAUCHEZ (Dr H), ancien chef de clinique de la Faculté. — **Memento formulaire de poche de posologie et thérapeutique infantiles**, avec une préface de M. le docteur Ferrand, médecin de l'Hôtel-Dieu, in-16 jésus de 96 p. broché.......... 2 fr. 50

relié cuir souple.......... 3 fr. 50

Pour rester pratique et avant tout pratique, l'auteur a condensé dans son travail les conseils et les enseignements inédits de son maître, M. le Dr Labric, bien connu des fervents de la médecine infantile et qui pourtant, durant vingt-cinq ans, n'a fourni qu'un enseignement purement oral à de nombreuses générations d'élèves.

Disons en terminant que, par son format de poche, ce travail rendra à tous les praticiens craintifs, ou peu familiarisés avec les doses thérapeutiques à prescrire aux enfants, un réel service.

DUPOUY (Dr Edmond), ancien interne de Charenton et des Asiles d'Aliénés. — **La Prostitution dans l'Antiquité**, dans ses rapports avec les maladies vénériennes, étude d'hygiène sociale. 1 volume in-8, de 220 pages, avec figures, troisième édition. Prix . . . . 4 francs.

Comprenant les différentes formes de la prostitution dans l'antiquité, la prostitution hospitalière, sacrée et légale. Corruption des peuples par les prêtres des religions païennes. — La prostitution dans l'Inde, en Asie-Mineure, en Égypte, chez les Hébreux; — la prostitution légale, les dictérions; — lois sur la prostitution à Athènes, etc.

FLEURY (Maurice de), anc. int. des hôpitaux. **L'insomnie et son traitement.** Un volume in-8 de 52 p. Prix . . . . . 2 francs.

Le nouvel ouvrage du Dr Maurice de Fleury est l'exposé d'une théorie physiologique nouvelle du sommeil, et d'un traitement rationnel, scientifiquement déduit, de l'insomnie.

Ces résultats s'obtiennent, non pas seulement chez les névropathes qui dorment mal, mais encore dans l'insomnie des anémiques, des chlorotiques, des convalescents, des asystoliques, des intoxiqués, des obsédés, etc.

FRACASTOR (J.). — **Les trois livres sur la contagion, les maladies contagieuses et leur traitement.** Traduction et notes par L. Meunier. Prix . . . . 3 fr. 50.

HARTELIUS (T.-J.), Professeur à l'Institut Central de Gymnastique de Stockholm. — **Traitement des maladies par la Gymnastique suédoise.** Traduction française de la troisième et dernière édition suédoise avec 100 figures intercalées dans le texte, par Emile Fick, lieutenant au 1er Régiment d'Artillerie de Campagne de l'Armée suédoise, diplômé de l'Institut central de Gymnastique de Stockholm, et le Dr Charles Vuillemin, médecin major de 2e classe à l'Ecole Normale Militaire de Gymnastique et d'Escrime de Joinville-le-Pont.
In-8° de 300 pages avec nombreuses figures dans le texte. Prix. . . . . 6 francs.

JOCQS (le Dr R.). — **La Vue, son Hygiène, ses Maladies.** Un volume in-18, de 126 pages. Prix, cartonné . . . . . . 4 francs.

LAURENT. — **L'amour morbide.** Huitième mille. Etude de psychologie pathologique. In-8° de 332 pages. Prix. . . 4 francs.

LETULLE (Dr). — **Guide pratique des Sciences médicales,** publié sous la direction scientifique du Dr Letulle, professeur agrégé à la Faculté de médecine de Paris, médecin des Hôpitaux. Encyclopédie de poche pour le praticien. Ouvrage in-18 de 1.500 pages, cartonné à l'anglaise. . . . . 12 francs.
Voici ce qui a été dit de notre encyclopédie de poche :

C'est un véritable chef-d'œuvre que ce *Guide pratique des sciences médicales* qui vient de paraître, car on trouve réuni dans ce petit volume tout ce qui a trait à la médecine, à la chirurgie, à l'obstéique. Rien n'est omis : maladies cutanées, électricité médicale, odontalgie, analyse des urines, toxicologie, tout est traité et c'est un véritable tour de force, de la part des auteurs, d'avoir réussi à condenser ainsi les connaissances indispensables de l'art médical.

On est surpris en lisant cet ouvrage, de voir résumés en quelques lignes les symptômes, les complications, le diagnostic et le traitement de chaque maladie ; les détails les plus minutieux y ont trouvé place.

La partie thérapeutique est des plus soignées, et, outre les paragraphes spéciaux consacrés au traitement à la fin de la description de toutes les affections, il existe quatre formulaires : 1° un formulaire général extrêmement bien fait ; 2° un formulaire spécial pour les maladies de la peau, renfermant les principales formules des maîtres en dermatologie ; 3° un formulaire spécial pour les maladies des nouveau-nés et des enfants ; 4° un formulaire spécial d'odontologie.

Ce qui caractérise essentiellement ce manuel, c'est que, conçu et exécuté par des jeunes, il est absolument pratique et tout à fait au courant des idées les plus modernes. Aussi est-il appelé, à notre avis, à un grand et légitime succès ; en effet, tout médecin voudra le posséder et sera, comme nous, charmé de trouver réunis dans le même volume tant de documents.

Il nous reste, en terminant, à féliciter chaudement les auteurs et la Société d'éditions scientifiques d'avoir si heureusement mené à bien la tâche difficile qu'ils s'étaient tracée ; ils ont voulu faire œuvre utile et ils ont grandement réussi.

Le premier supplément, 1892 . . . . 5 francs.
Le deuxième supplément, 1893 . . . . 5 francs.

Nota. — Le dernier supplément, digne de ses devanciers et restant d'une façon absolue sur le terrain exclusivement pratique, contient : la **Bactériologie pratique**, par le Dr Nicolle, chef au Laboratoire Pasteur ; le **Choléra**, par le Dr Lesage, chef de clinique, chargé de diverses missions contre les épidémies par le gouvernement français ; les **Accouchements**, par le Dr Demelin, chef de clinique à la Maternité ; les **Maladies de l'Estomac**, les **Maladies du Foie**, par le Dr Nicolle.

Adresser par conséquent 22 fr. pour recevoir tout ce qui est paru du GUIDE PRATIQUE DES SCIENCES MÉDICALES depuis sa publication première.

UTAUD (Dr A.), médecin-adjoint de Saint-Lazare, chevalier de la Légion d'honneur. — **La stérilité chez la femme et son traitement médico-chirurgical**, in-8° avec nombreuses figures *dans le texte* . . . . 4 francs.

MONIN et DUBOUSQUET-LABORDERIE (les Drs). — **Précis élémentaire d'hygiène pratique.** Un volume in-8 écu de 475 p. 6 francs.

Répond étroitement aux nouveaux programmes de l'Enseignement. Il est, de plus, une œuvre de vulgarisation qui a sa place marquée dans la bibliothèque des gens du monde et de toutes les personnes soucieuses de préserver leur santé, qui est le plus précieux de tous les biens.

MONIN (Dr E.), chevalier de la Légion d'honneur, officier de l'instruction publique. **Formulaire de médecine pratique.** Préface du professeur Peter . . . . 5 francs.

Le **Formulaire de médecine pratique** du Docteur Monin (nouvelle édition, la troisième) doit son succès sans précédent à la précision et à la méthode hors de pair qui caractérisent l'ouvrage, livre de chevet pour le praticien et **indispensable aux Familles.** Toutes les indications thérapeutiques de la pathologie sont compendieusement détaillées et clairement élucidées, par ordre alphabétique, dans ce volume de 265 pages, luxueusement imprimé.

MONIN (Dr E.), secrétaire général de la Société française d'hygiène, chevalier de la Légion d'honneur, officier de l'Instruction publique, etc., etc. — **Hygiène et traitement curatif des troubles digestifs** . . . . 4 francs.

NOGUÉ (Dr Raymond). — **Formulaire spécial de thérapeutique infantile**, avec préface de M. le Dr G. Variot, médecin des hôpitaux. In-18 de 650 pages, cartonné. . . . . 6 francs.

En offrant au public médical ce Formulaire, le Dr Raymond Nogué a voulu mettre entre les mains de tout praticien un guide précis et sûr de thérapeutique infantile.

D'une façon générale, chaque article comprend la prophylaxie de l'affection, son traitement pathogénique, le traitement des différents symptômes et le traitement des complications. Il a semblé au docteur R. Nogue qu'un formulaire s'adressant au praticien ne pouvait laisser de côté certains points de chirurgie journalière ou d'urgence tels que le traitement des abcès, de la coxalgie, des fractures chez les enfants, la pratique des appareils plâtrés, du corset de Sayre, la thoracentèse, l'empyème, le tubage du larynx, la trachéotomie, etc.

ROBLOT (D[r]). Médecin-major de 2e classe (Préface du Dr E. Monin). — **Principes d'anatomie et de physiologie appliquée à la gymnastique.** Cours professé à l'Ecole normale militaire de Gymnastique et d'Escrime de Joinville-le-Pont. 1 vol. in-18 de 200 p. avec 45 grav. intercalées dans le texte . . . 2 fr. 50.

RODET (le Dr Paul). — **La neurasthénie sexuelle.** Prix. . 4 fr. Causes. — Symptômes et traitement, par Georges BEARD, professeur des maladies nerveuses à l'Université de New-York, etc., traduit de l'anglais sur la troisième édition, par Paul RODET, avec une préface de M. RAYMOND, professeur de clinique des maladies nerveuses à la Faculté de médecine de Paris (*hospice de la Salpêtrière*).

Indépendamment d'aperçus très suggestifs sur les rapports controverses de la neurasthenie et des perturbations sexuelles, les médecins trouveront dans l'ouvrage de Béard des renseignements du plus haut intérêt sur le traitement de cette névrose et en particulier sur le traitement diététique.

TYSON (le Dr James), professeur de clinique médicale à l'Université de Pensylvanie. — **Guide pour l'examen pratique de l'Urine**, à l'usage des médecins et des étudiants (huitième édition, revue et corrigée). Traduction de MM. E. Gautrelet et A.-S. Clarke. In-8 de 170 pages . . . . 4 francs.

VIAU (Georges), Professeur à l'Ecole dentaire de Paris, président de la Société d'odontologie de Paris. — **Formulaire pratique pour les maladies de la bouche et des dents**, memento clinique et thérapeutique du praticien, contenant *plus de 600 formules*, suivi d'un manuel opératoire sur l'anesthésie par la cocaïne en chirurgie dentaire. In-18 de 450 pages.
Prix, broché. . . . . 5 francs.

DEUXIÈME ÉDITION

revue et notablement augmentée

POSITIONS SUCCESSIVES DES FORMATIONS
SANITAIRES
AU COMBAT DU BOIS ROGUE
Poste de Secours P.1 Poste du 1er Régiment
Ambulance divre Détachement d'ambulance
Hôpital de Campagne H.1 Hôpital N°1
Les Trois Moutiers
Bernazay
Epeine
May
Vieille Basse
B. de Fête
Estrepieds
Sammarcolles
Nire-le-Dolent
Incay
Velort
Villiers
LOUDUN
Mésseme
Haut Messeme
Ranton
Germer
Preuilly
Beaucey
le Vigneau
Glenouze
Lassey
Préau
la Jaltiere
la Moile Ch.
le Bois Rogue Ch.
Foulle
Claunay
la Dive Riv.
Nericeux
Grenche Ch.
Trédilly
Nire des Landes
Mazault
Nouzilly
le Pouet
Rossay
les Pailles
Pas-de-Jeu
St Laon
le Puits d'arcay
la Fuye Ch.
Mouterre Silly
Seugne
Bel Air
Noyere
Cherriers
Varennes
Challais
le Gd Puits d'Ardenne
la Roche Rigault
Arcay
Chasseigne
Silly
Carte N°1

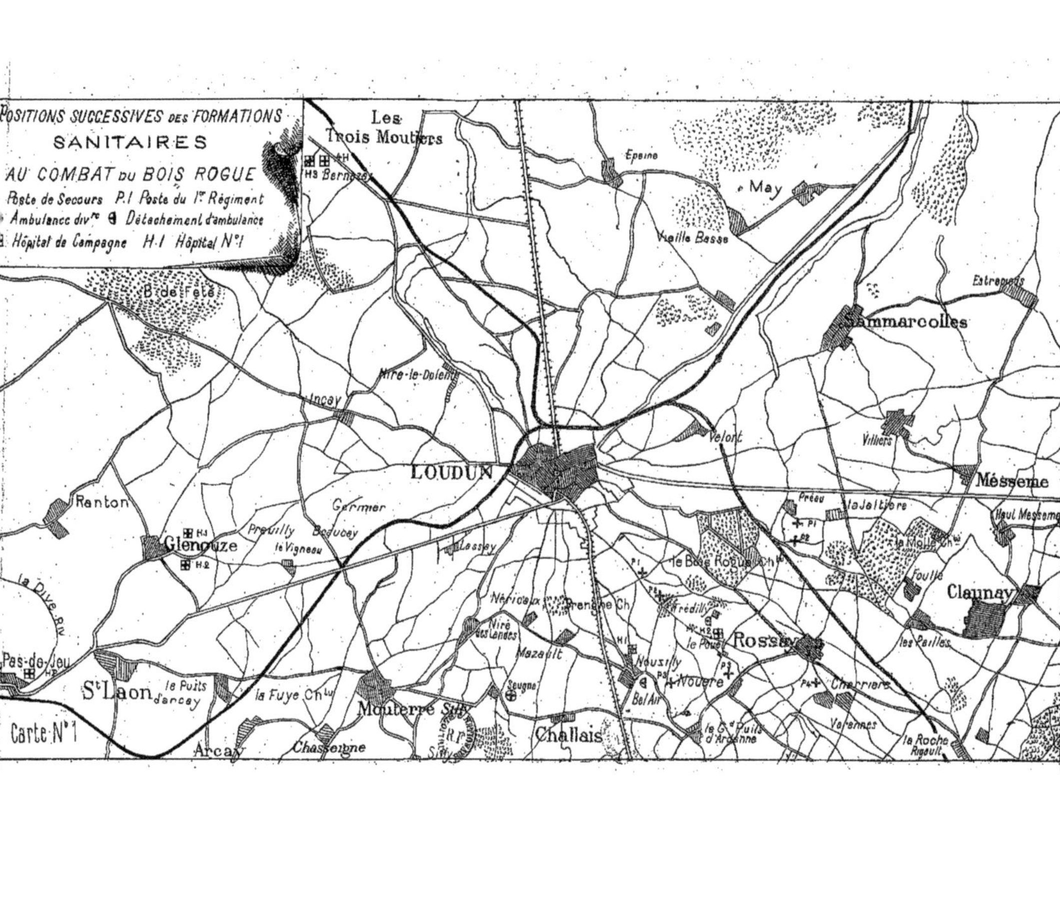

www.ingramcontent.com/pod-product-compliance
Ingram Content Group UK Ltd.
Pitfield, Milton Keynes, MK11 3LW, UK
UKHW020439200726
13857UKWH00002B/486